Schattauer

WISSEN & LEBEN

herausgegeben von Wulf Bertram

Wulf Bertram, Dipl.-Psych. Dr. med, geb. in Soest/Westfalen, Studium der Psychologie, Medizin und Soziologie in Hamburg. Zunächst Klinischer Psychologe im Universitätskrankenhaus Hamburg Eppendorf, nach Staatsexamen und Promotion in Medizin Assistenzarzt in einem Sozialpsychiatrischen Dienst in der Provinz Arezzo/Toskana, danach psychiatrische Ausbildung in Kaufbeuren/Allgäu. 1986 wechselte er als Lektor für medizinische Lehrbücher ins Verlagswesen und wurde 1988 wissenschaftlicher Leiter des Schattauer Verlags, 1992 dessen verlegerischer Geschäftsführer. Aus seiner Überzeugung heraus, dass Lernen Spaß machen muss und solides Wissen auch unterhaltsam vermittelt werden kann, konzipierte er 2009 die Taschenbuchreihe »Wissen & Leben«, in der mittlerweile mehr als 50 Bände erschienen sind. Bertram hat eine Ausbildung in Gesprächs- und Verhaltenstherapie sowie in Psychodynamischer Psychotherapie und arbeitet als Psychotherapeut in eigener Praxis.

Für seine »wissenschaftlich fundierte Verlagstätigkeit«, mit der er im Sinne des Stiftungsgedankens einen Beitrag zu einer humaneren Medizin geleistet hat, in der der Mensch in seiner Ganzheitlichkeit im Mittelpunkt steht, wurde Bertram 2018 der renommierte Schweizer Wissenschaftspreis der Margrit-Egnér-Stiftung verliehen.

Gerd Rudolf

Therapeut werden

Eine psychodynamische Lebensreise

Schattauer

Besonderer Hinweis
Die Medizin unterliegt einem fortwährenden Entwicklungsprozess, sodass alle Angaben, insbesondere zu diagnostischen und therapeutischen Verfahren, immer nur dem Wissensstand zum Zeitpunkt der Drucklegung des Buches entsprechen können. Hinsichtlich der angegebenen Empfehlungen zur Therapie und der Auswahl sowie Dosierung von Medikamenten wurde die größtmögliche Sorgfalt beachtet. Gleichwohl werden die Benutzer aufgefordert, die Beipackzettel und Fachinformationen der Hersteller zur Kontrolle heranzuziehen und im Zweifelsfall einen Spezialisten zu konsultieren. Fragliche Unstimmigkeiten sollten bitte im allgemeinen Interesse dem Verlag mitgeteilt werden. Der Benutzer selbst bleibt verantwortlich für jede diagnostische oder therapeutische Applikation, Medikation und Dosierung.
In diesem Buch sind eingetragene Warenzeichen (geschützte Warennamen) nicht besonders kenntlich gemacht. Es kann also aus dem Fehlen eines entsprechenden Hinweises nicht geschlossen werden, dass es sich um einen freien Warennamen handelt.

Schattauer
www.schattauer.de

Cover: Bettina Herrmann, Stuttgart
unter Verwendung einer Abbildung von © Martisans/Stocksy/Adobe Stock
Gesetzt von Eberl & Koesel Studio, Kempten
Gedruckt und gebunden von Friedrich Pustet GmbH & Co. KG, Regensburg
Lektorat: Volker Drüke
ISBN 978-3-608-40191-2
E-Book ISBN 978-3-608-12342-5
PDF-E-Book ISBN 978-3-608-20690-6

Bibliografische Information der Deutschen Nationalbibliothek
Die Deutsche Nationalbibliothek verzeichnet diese Publikation in der Deutschen Nationalbibliografie; detaillierte bibliografische Daten sind im Internet über http://dnb.d-nb.de abrufbar.

Vorbemerkung des Herausgebers

Nach einigen Jahren zunächst als Lektor bei Urban und Schwarzenberg und dann als verlegerische Geschäftsführer bei Schattauer entfuhr mir mal der Stoßseufzer: »Bei meiner Pensionierung möchte ich nur noch Bücher mit Autorinnen und Autoren machen, die mir sympathisch sind und mit denen ich auch so gut wie befreundet sein könnte!«

Im Rahmen meiner Verlagstätigkeit, die mir zwar grundsätzlich ausgesprochen gut gefiel, gab es einige schwierige bis zuweilen auch unangenehme Kooperationen mit Autoren, die aber zum Erfolg in Gestalt eines gedruckten Buches führen mussten, egal wie viele Nerven das kostete. Das lag zum Teil auch an meiner persönlichen biografischen Anamnese. Vor einer Sitzung mit drei weißen alten chirurgischen Ordinarien, die ich moderieren sollte, hatte mich der versierte und mir durchaus wohlgesonnene Verleger Michael Urban beiseite genommen und mir gesagt: »Herr Bertram, bitte erzählen Sie den Professoren nicht, dass Sie auch Psychologe sind!« Chirurgen hatten es nicht so mit den Psycho-Wissenschaften. Kurz zuvor hatte mich der Autor eines dermatologischen Lehrbuchs für Studierende beinahe der Tür verwiesen, als ich ihm vorschlug, bei der Neuauflage seines Buches noch ein Kapitel über psychosomatische Aspekte der Dermatologie zu ergänzen. »Aber nicht in meinem Lehrbuch!«, hatte mir der Verfasser, ebenfalls ein Ordinarius, entrüstet erwidert, von solchem unwissenschaftlichen Zeugs wollte er nichts in seinem Buch haben. Meinen Einwand, dass diese Thematik immer wichtiger und evidenzbasierter werde, wischte er nach Basta-Manier vom Tisch, und das Buch erschien psychosomatiklos. Es gab durchaus Autoren (wenn ich an dieser Stelle nicht gendere, liegt das nicht etwa daran, dass ich es vergessen oder etwas dagegen habe – »meine« Autoren waren durchweg Männer, das Publizieren war damals praktisch noch eine reine Männerdomäne), die freundlich und manchmal sogar dankbar Ergänzungs- oder Änderungsvorschläge von Seiten des Verlages entgegennahmen. Ich bekam aber auch Sätze zu hören wie »*quod scripsi, scripsi*« (»was ich geschrieben habe, habe ich geschrieben«), mit dem sich schon Pontius Pilatus unter anderem hervorgetan hatte.

Was mir auch auffiel, war eine erstaunlich hohe Korrelation zwischen der Kompetenz und der Erfahrung eines akademischen Autors und seiner Aufgeschlossenheit, Bescheidenheit und Größe. Je souveräner ein solcher Hochschullehrer war, desto eher war er freundlich und verständnisvoll, manchmal sogar dankbar bereit, Eingriffe des so viel jüngeren ärztlichen, nicht-akademischen Kollegen zu akzeptieren und alternative Vorschläge zu seiner Formulierung anzunehmen. Auch diejenigen, die wussten, dass ich unnötigerweise auch Psychologe war, und sogar wenn es sich um Kürzungen handelte, was Autorinnen und Autoren meist weh tut.

Insofern entfuhr mir nach einer schwierigen und schweißtreibenden Herausgebersitzung mit mehreren Vertretern somatischer Fächer dieser Stoßseufzer im Hinblick auf meine erwünschte Beziehung zu den Autoren bei meiner Pensionierung. (Ich bin mir ziemlich sicher, dass ich auch bei diesem Gefühlsausbruch noch nicht gegendert habe, denn erstens gab es das Wort noch gar nicht in unserem Wortschatz, und zweitens erschienen damals erst nach und nach weibliche Schreibende häufiger und erfolgreich in der Community der wissenschaftlichen Verfasserinnen und Verfasser.)

Aber, oh Wunder, dieser Wunsch, der bei meinen verlegerischen Kollegen nur ein müdes Lächeln hervorrief, hat sich praktisch erfüllt! Ein Beispiel liegt hier vor Ihnen.

Ich begegnete Gerd Rudolf zum ersten Mal 1999 auf einem

Symposion aus Anlass seines sechzigsten Geburtstags. Das Thema war »Die Struktur der Persönlichkeit«. 2002 erschien dann bei Schattauer das Buch mit dem gleichen Titel unter der Herausgeberschaft von Gerd Rudolf, Tilman Grande und meinem Freund Peter Henningsen, dem ich für die Vermittlung der Zusammenarbeit und der Publikation dankbar war und immer noch bin. Während der Produktion des Buches kam es zu einigen Begegnungen und Telefonaten mit Gerd Rudolf, die bald über das rein »Operative« hinausgingen und bei denen ich das profunde Wissen und die weit über sein Fach hinausgehende Bildung des damaligen Ordinarius für Psychosomatik an der Universität Heidelberg bewundern konnte. Dass das nächste von Gerd Rudolf herausgegebene Buch auch bei Schattauer erschien, lag dann schon praktisch auf der Hand. Es wurde zu einem der größten Erfolge des Verlages und ist 2020 in 4. Auflage unter Mitarbeit von L. Hauten und J. Ehrenthal erschienen.

Gerd Rudolf ist ein äußerst produktiver Autor. In der Folge brachte er mehrere Lehrbücher der Psychotherapie heraus, alle in den orangefarbenen Buchdeckeln des Schattauer Verlages, zu meiner Freude auch das eher feuilletonistisches Buch »Wie Menschen sind: Eine Anthropologie aus psychotherapeutischer Sicht« in meiner Taschenbuchreihe Wissen & Leben. Gerne hörte ich seine Vorträge auf Tagungen und Kongressen, zu denen er immer öfter als Referent eingeladen wurde. Die inhaltliche Würdigung der Arbeit von Gerd Rudolf überlasse ich gerne Wolfgang Weisser, dem Verfasser des ausgewogenen und verdienten Geleitworts.

In den Jahren danach begegneten wir uns immer öfter, und unsere Gespräche wurden länger und privater. In einer Zeit, in der Gerd Rudolf und ich beide eine schmerzliche Krise zu bewältigen hatten und wir lange Gespräche am Telefon führten, fragte er mich, ob ich nicht einmal sein Museum besichtigen wolle. Gerd Rudolf ist eher zurückhaltend und lieber etwas distanziert. Er fragte mich also nicht, ob ich ihn besuchen wollte, sondern es gab da in seinem Hause ein Museum, das ich mir gerne einmal anschauen dürfe.

Als ich bei ihm ankam, fand ich einen liebevoll gedeckten Kaffeetisch für uns beide vor, wir plauderten noch ein wenig und dann begann der Museumsbesuch. Ich war vollkommen überrascht und beeindruckt von seiner Sammlung: Fossilien, Tierschädel, Bruchstücke antiker Gefäße, die er selbst aus dem Mittelmeer geschnorchelt hatte, Mineralien, exotische Figuren, Gemälde. Alles sorgfältig aufbewahrt in verschiedenen Vitrinen und Regalen und nach Themen strukturiert. Struktur als elementares Konzept zieht sich eben durch Denken und Gestalten von Gerd Rudolf, angefangen bei der von ihm entwickelten Psychotherapie bis hin zur Ordnung seines Museums. Ich konnte das gar nicht alles erfassen, und er meinte, dann müsse ich eben noch einmal wiederkommen. Was ich dann auch gerne tat, und beim anschließenden Abendessen bot er mir schließlich das »Du« an.

Bei uns Deutschen ist das mit der Anrede ja wesentlich komplizierter als in Sprachen, in denen es ein »Sie« gar nicht erst gibt oder wo es selbstverständlich ist, dass man sich duzt, wenn man etwa aus dem gleichen Umfeld, Beruf oder aus der Nachbarschaft stammt. Gerd und ich hätten uns mindestens fünf Jahre früher geduzt, wenn wir beispielsweise Italiener wären. Ich habe das mit besonderer Freude angenommen, gefühlsmäßig war es mir nach unseren Begegnungen und dem, was wir geteilt hatten, ein naheliegendes freundschaftliches Bedürfnis, nur verlangt unser Protokoll ja, dass der etwas Ältere dem Jüngeren das Du anbietet. Komplizierter ist es zwischen Männern und Frauen, grundsätzlich ist es die Dame, die einem Herrn das Du anbietet, aber was ist, wenn es sich um einen bedeutenden älteren Herren und eine junge Dame handelt? Und wie ist es bei jemand, der in einem beruflichen Kontext zwar der Jüngere, aber gleichzeitig hierarchisch Höherstehende ist? Im Umgang der jüngeren Generation miteinander wäre alles andere als das Du »weird«, ich schätze, dass das Sie in den nächsten 10 Jahren so gut wie ausgestorben sein wird. Ich fand und empfinde das Du zwischen uns, lieber Gerd, als etwas ganz Besonderes, und freue mich über die Nähe, die diese Anrede symbolisiert. Den »Du-Generationen« wird dieses Gefühl von Freude und Ehre, wenn eine allmählich gewachsene Nähe durch das Angebot des »Du« sanktioniert wird, abgehen.

Warum dieser Prolog? Es ist schön, wenn ein gutes Buch ein kongeniales Geleitwort hat von einem Kollegen, der die Leistungen der Persönlichkeit des Autors zu würdigen in der Lage ist. Als Reihenherausgeber sollte man sich da eher zurückhalten. Dass ich das nicht tue und mir anmaße, diese Zeilen zu schreiben, liegt daran, dass ich diese Gelegenheit nutzen möchte, Dir nicht nur ganz herzlich für Deine Freundschaft, sondern auch für Deine Treue zum Verlag zu danken. Für die viele Arbeit, die Du dabei geleistet hast, für die ungewöhnliche Sorgfalt, formale Perfektion und »Struktur« (!), mit der Du Deine Manuskripte verfasst und die Lektor:innen um ihre Jobs hast fürchten lassen, für Deine Aufgeschlossenheit für Vorschläge, die Dir vielleicht nicht immer behagt haben, nicht zuletzt für Deinen oft eher verschmitzten Humor, der das Zusammensein und die Zusammenarbeit leichtfüßiger macht, für Deinen guten Rat sowohl in wissenschaftlichen Angelegenheiten (Du bist – leider – nicht mein Supervisor, aber es bleibt ja nicht aus, dass man bei einem Gespräch auch ins Fachsimpeln kommt, und da habe ich viel von Dir gelernt) als auch in manchen privaten Belangen. Es ist mir ein ganz großes Bedürfnis, Dir danke zu sagen. Im Namen des Verlages und ganz besonders in meinem persönlichen.

Du hast mir gesagt, dies soll das letzte Buch sein, das Du geschrieben hast. Ich möchte daran eigentlich lieber nicht glauben. Denn zum einen weiß ich, wie gerne Du schreibst, wie viel Du nach wie vor zu sagen hast, wie dankbar ein weiteres Buch von Dir aufgenommen werden würde und welche Ehre das auch für den Verlag wäre. Aber das ist Deine Entscheidung, ich verstehe, dass man irgendwann denkt, nun ist es mal gut. Aber es wäre ja vielleicht doch ganz reizvoll, noch mal Dein Spracherkennungsprogramm (falls Du mit einem solchen arbeitest) auf Trab zu bringen. Wie dem auch sei, ich wünsche Dir, dass die Zeit, ob Du sie vielleicht lieber in Deinem Garten, auf Reisen und gemeinsam mit Deiner Frau genießt, oder ob Du noch mal etwas zu Papier bzw. Datenträger bringen willst, glücklich, kostbar, erfüllend und die für die Dich erstrebenswerteste ist.

Dein Wulf
Teolo, im Frühjahr 2024, Wulf Bertram

Zum Geleit

Das Anliegen dieses Buchs ist es, die Neugier auf Psychotherapie zu wecken und die Angst vor derselben zu vernachlässigen. Hier legt ein erfahrener Wissenschaftler und Lehrer die Scheu ab, Leben und Werk, Praxis und Theorie auf der Basis seiner sehr persönlichkeitsbezogenen Lebensschilderung von den ersten Jahren in den Kriegs- und Nachkriegszeiten bis ins hohe Alter darzustellen. Da wirkt nichts aufgesetzt und belehrend, sondern logisch-evolutionär aus dem Wissens- und Entdeckerdurst entstanden, den er schon als Kind wahrgenommen hat und der ihn antrieb, hinter die Dinge zu schauen oder in der Tiefe zu graben. Diese Eigenschaften setzte er in seinen ersten drei Dekaden neben seiner intellektuellen Bildungskarriere wie getrieben in eine teils riskante Reiselust um, die ihn bis in den fernen Orient und auf den afrikanischen Kontinent beförderte. Diese packenden Schilderungen nehmen den ersten Teil des Buches ein; sie lesen sich, einschließlich der bewegten Kindheit und Jugend, wie ein Abenteuerroman.

Ebenso spannend wird im zweiten Teil des Buches die Entwicklung der Psychotherapie in den letzten 40 Jahren schwerpunktmäßig abgebildet, an der Gerd Rudolf wesentlich mit innovativen, theoretischen wie praxisbezogenen Ideen beteiligt war. Die entscheidenden wissenschaftlichen Anregungen dazu verdankt er zwei maßgeblichen Persönlichkeiten: Frau Prof. Annemarie Dührssen als Leiterin des AOK-Instituts für Psychogene Erkrankungen in Berlin und Frau Prof. Anneliese Heigl-Evers. Diese lösten in ihm den Impuls aus, nach überstandener Krankheit infolge eines selbstzerstörerischen Lebensabschnittes, mit unerschöpflicher Energie wissenschaftlich tätig zu werden. Wie sich das auf seine wissenschaftlich-organisatorischen

Fähigkeiten ausgewirkte, wird besonders sichtbar an der Aufzählung der Gremien-Zusammenkünfte des Jahres 2000 im letzten Abschnitt des Buches, bei denen Gerd Rudolf als Direktor der Psychosomatischen Universitätsklinik Heidelberg überwiegend in der Rolle des Initiators fungierte.

Dem Falsifikationsprinzip K.R. Poppers folgend – Theorien müssen widerlegbar sein und sind daher der empirischen Nachprüfung auszusetzen –, hinterfragt Rudolf traditionell Selbstverständliches, beispielsweise aus der Psychoanalyse. Nach Erreichen der psychiatrischen Facharztqualifikation gewinnt er im Blick auf die psychologische Nachbarwissenschaft entscheidende Anregungen für wissenschaftliche Arbeitstechnik und die Entfaltung neuer Behandlungsmethoden. Diese münden, wie nachzulesen ist, u.a. in der Konzeptualisierung der »Operationalisierten Psychodynamischen Diagnostik« und der »Strukturtherapie«. Exemplarisch für die Rudolf'sche Arbeitsweise kann die sehr präzise Zusammenstellung der OPD-Struktur-Checklisten angeführt werden.

Allein die Inhaltsübersicht dürfte beim Leser Erinnerungen an eigene Lebensphasen auslösen. Es gehört zum Reiz des in Mode stehenden Biographiewesens unserer westlichen Kulturlandschaft, Persönliches in die Öffentlichkeit zu transportieren.

Natürlich stellt sich die Frage, ob nicht eine Portion Exhibitionismus oder Narzissmus als heimliche Beweggründe für die Präsentation des eigenen Lebenslaufes im Licht der Öffentlichkeit anzunehmen sind? Aber solche vermuteten Absichten heben sich bei Gerd Rudolf von selbst auf durch den berechtigten Hinweis auf den aus dem üblichen gesellschaftlichen Umfeld abweichenden Beruf des Psychotherapeuten, dessen Arbeitsweise das (selbst)kritische, wertfreie Betrachten ist. Dabei lässt er sich von den Elementen des Psychodynamischen und Emotionalen leiten. Der wesentliche Effekt persönlicher Preisgabe bewirkt, dass theoretisches »Machwerk« Farbe und Lebendigkeit erhält. Mehr über das Leben und die Authentizität des Autors zu erfahren, lässt schöpferische Nähe zu ihm entstehen und vermitteltes Wissen eingängiger werden.

Ermunterung zu diesem Verhalten finden wir in der Philosophie Immanuel Kants, der das Streben nach Öffentlichkeit als »essenziellen und notwendigen Charakter in einer freien, demokratischen Gesellschaft« hervorhebt. Für ihn ist »Öffentlichkeit ein anthropologisches Merkmal des Menschen«. »Mit Öffentlichkeit öffnet sich dem Menschen die Welt.« »Öffentlichkeit hat die Funktion eines vergrößernden Spiegels.« Volker Gerhardt, emeritierter Philosophie-Professor an der Humboldt-Universität und Kant-Spezialist, geht so weit zu sagen, das »alles Denken öffentlich ist«.

Anders als in der manchmal etwas trocken wirkenden Sprache seines umfangreichen Werkes »erzählt« Gerd Rudolf mit geschmeidig-lebensnahen und berührenden Formulierungen exemplarisch die Geschichte seines Lebens.

Wie fruchtbar sich Wissensvermittlung durch persönliche Begegnung auswirkt, weiß ich zu schätzen, bin ich doch im Jahr 2009 als damaliger Vorsitzender des »Hannöverschen Arbeitskreises für Psychotherapie und Psychosomatik e. V.« durch einen Vortrag von Prof. Rudolf über die »Tiefenpsychologisch-fundierte, strukturbezogene Psychotherapie« sozusagen in den Bann der damals für mich wahrlich neuen Erkenntnisse gezogen und dadurch in meiner Arbeit grundlegend bereichert und »erneuert« worden, besonders was die strukturbezogene Technik des Zugangs zum Patienten einschließlich der passenden Teilidentifikation des Therapeuten betrifft. Diese Vorgehensweise gab mir das Gefühl von kreativer Freiheit und animierte mich, über die Pensionsgrenze hinaus psychotherapeutisch tätig zu sein. Das kommunikative Element durchzieht wesenhaft dieses Buch und wird durch den fingierten Briefwechsel zwischen Anne und G. auf intime Weise dargestellt, so wie Gerd Rudolf es schon in seinem Vorgängerbuch »Dimensionen psychotherapeutischen Handelns« (2023) angewandt hat. Seine Empathie und vor allem seine versteckte Ironie, mit der er Überholtes und Unbrauchbares, aber immer noch Gepflegtes dezent vorführt, gibt diesem Buch eine zusätzliche Würze.

Für wen ist dieses Büchlein gedacht?

Den Erfahrenen gereicht es nicht zum Schaden, sich wieder einmal die enge Verbindung von persönlichem Leben und Arbeit mit und an den Patientinnen und Patienten vor Augen zu führen. Den Auszubildenden dürfte es eine Hilfe zur Wissensanreicherung und Selbstreflexion sein. Die Suchenden dürfen sich eine Vorstellung davon machen, dass ein/e Therapeut/in – Gott sei Dank – auch nur ein Mensch ist.

Hannover, im Frühjahr 2024
Wolfgang Weisser

Inhalt

1 Frühe Erfahrungen

Vom Reisen und Schreiben

»Ich würde sehr gern mein Leben in den letzten Jahren mit Selbstbetrachtung beschließen, und wenn ich die letzten sage, so ist es nur, weil man den Faden am besten da aufnimmt, wo man ihn als abgesponnen ansehen kann«, schreibt Wilhelm von Humboldt 1818.

Für das vorliegende Büchlein, das, geschrieben im fortgeschrittenen Alter, nun mein letztes sein soll, habe ich mir vorgenommen, meinen Leserinnen und Lesern persönlicher zu begegnen als in früheren, weitgehend sachbezogenen Schriften.

Menschen machen sich gelegentlich, vor allem, wenn sie älter werden, Gedanken über den aktuellen Stand ihres Lebens. Zwangsläufig gleiten ihre Erinnerungen zurück, Ereignisse aus ihrer Vergangenheit treten in den Vordergrund. Aus der zeitlichen Abfolge werden ursächliche Zusammenhänge abgeleitet. Freilich bleibt ein Rest von Zweifeln, ob das alles wirklich zutrifft oder erst im Nachhinein so ordentlich zurechtgelegt wurde.

Das Nachhinein beginnt heute bei vielen Berufstätigen mit 65 Jahren, da werden sie verabschiedet und entlassen. Manche fühlen sich erleichtert, aber auch als nicht mehr zugehörig. Ich erinnere mich meiner gelegentlichen Versuche, nach erfolgter Berentung an Tagungen oder universitären Konferenzen teilzunehmen, und an das dabei erlebte zunehmende Unbehagen. Dabei hatten wir selbst in jungen Jahren teils ehrfürchtig zugehört, teils überheblich gelächelt, wenn ein deutlich Älterer bei einer solchen Sitzung das Wort ergriff und in gehobenem Deutsch und spürbar engagiert, für oder gegen etwas Stellung bezog. Er sprach gleichsam aus der Position eines Großvaters, den wir mochten und respektierten, der aber zugleich aus einer anderen Zeit und einer früheren Welt stammte, sodass er eigentlich nicht mehr zu denen gehörte, die heute das Sagen haben.

Auch mein Lebensfaden ist inzwischen weitgehend abgesponnen – wie weit, das weiß man, Gott sei Dank, selbst nicht genau. Da meldet sich der Wunsch, am Ende der verfügbaren Zeit und aus der Distanz heraus noch einmal auf die Reise des Lebens zurückzublicken. Der Schreiber hat heute den Eindruck, er könne jetzt vielleicht manches besser verstehen als früher und er könne nun den Mut aufbringen, sich über vieles auch persönlich zu äußern. Von einem Naturwissenschaftler würde man das nicht oder nur begrenzt erwarten, für einen Psycho-Experten, sei er Psychiater, Psychologe oder Psychotherapeut, ist eine solche Reflexion des eigenen Lebens »Selbst-verständlich«, denn anders wäre ein diagnostisches und erst recht ein therapeutisches Verständnis anderer Menschen unvollständig oder gar nicht möglich.

Psychisches lässt sich nicht ohne das Ernstnehmen des subjektiven, persönlichen Erlebens sichtbar machen, das gilt nicht nur für Patienten. Dem steht der verständliche Wunsch entgegen, Persönliches vor den kritischen Blicken anderer zu schützen. So wird dieser Text unterschiedliche thematische Akzente haben: Einen Schwerpunkt bilden die Erinnerungen an die Lebensbedingungen der Kindheit und Jugend, die durch Krieg und Nachkriegszeit das Erwachsenwerden prägten und dem Heranwachsenden sehr spezielle Muster des Erlebens und Verhaltens aufprägten. Sie lassen ein starkes Verlangen erkennen, die Welt zu erfahren und sich so naiv auf sie einzulassen, dass man gelegentlich auch mit Sorge auf ihn blickt.

Reisende haben eine Unruhe im Leib, die sie immer wieder drängt, aufzubrechen und sich auf den Weg zu machen. Schreibende hingegen brauchen Geduld und Sitzfleisch, um das, was sie beschäftigt, zur Sprache zu bringen. Beide Aktivitäten haben etwas Selbstverständliches und ungemein Erfreuliches, das nicht in Alternativen erlebt wird. Da stellt sich die Frage, wie beides von einer Person realisiert werden kann.

Wie kann es jemandem gelingen, nach einer unruhigen Kindheit und einer turbulenten Jugend zur Ruhe zu kommen und eine Produktivität zu entwickeln, mit der er in der gesellschaftlichen und speziell der beruflichen Gemeinschaft seinen Platz findet? Der vorliegende Text ist der Versuch einer rückblickenden Bilanzierung, die so viel Einblick geben soll, wie zum Verständnis dieses Lebens und Schaffens notwendig ist, und zugleich der berichtenden Person und seinen Angehörigen ein gewisses Maß an Schutz gewährt.

Das Reisen und das Arbeiten werden zwei bedeutsame Themen sein. Ich erinnere mich an einen zwanghaften Patienten, der beschlossen hatte, bis zu seinem 60. Geburtstag durchzuarbeiten, sich danach auszahlen zu lassen und fortan die Welt zu bereisen. Ein Jahr vor diesem Zeitpunkt wurde er krank, man diagnostizierte eine Krebserkrankung und begann mit Behandlungsversuchen. Ich sah ihn in tief deprimierter Verfassung. Er starb einige Monate später, ohne etwas von der Welt gesehen zu haben. In der umgekehrten Variante ist jemand womöglich lebenslang unruhig unterwegs und stellt sich vor, sich eines Tages an Menschen und Aufgaben zu binden – was aber wahrscheinlich nie verwirklicht wird.

Wenn wir hier das Reisen und das Schreiben einander gegenüberstellen, haben wir es mit unterschiedlichen Zeitmaßen zu tun. Man kann eine faszinierende Reise in wenigen Tagen realisieren und ist danach voll von Eindrücken, die über lange Zeit lebendig bleiben. Hingegen kann die Fertigstellung einer anspruchsvollen künstlerischen oder wissenschaftlichen Arbeit Jahre in Anspruch nehmen, ohne dass diese Anstrengung als quälende Belastung erlebt wird. Es gehört zu unseren gesellschaftlichen Gepflogenheiten, dass die meisten Menschen längere Arbeitszeiten und kürzere Urlaube haben. Sie erzählen gern von der Ausnahmesituation ihrer Reisen und seltener von ihrem Arbeitsalltag, es sei denn, dass ihre Arbeit narzisstisch besetzt ist, weil dabei künstlerische, technische oder wissenschaftliche Produkte von allgemeinem Interesse entstehen. So werden Erfahrungen des Reisens und solche des Schreibens in den folgenden Ausführungen immer wieder eine wesentliche Rolle spielen.

Wie in meinem vorausgehenden Buch (»Dimensionen psychotherapeutischen Handelns«, 2023) hoffe ich, auch in dem folgenden Text, manches mit meiner Kollegin Anne diskutieren und es damit gleichsam von außen betrachten zu können. Manche LeserInnen haben mich wissen lassen, dass sie sich dadurch besonders angesprochen fühlten.

»Liebe Anne, es freut mich sehr, dass Du Dich bereit erklärt hast, auch in diesem Vorhaben mitzuwirken, und dass ich Deine Anmerkungen in das entstehende Büchlein hineinnehmen darf. Es hatte sich beim letzten Mal so ergeben und gefiel uns im Nachhinein. Es waren insbesondere LeserInnen, die mich in Zuschriften darauf aufmerksam machten, dass Deine Aussagen aus weiblicher Perspektive für sie eine wichtige Ergänzung bedeuteten. Du bist ja inzwischen keine therapeutische Anfängerin mehr, sodass ich als altgewordener Therapeut Deine Unterstützung gern in Anspruch nehme, wenn es gilt, Episoden dieses Buches besser verständlich werden zu lassen, für heute liebe Grüße und vielen Dank, Dein G.«

Anne: »Gerne! Ich bin gespannt darauf!«

Sich selbst verstehen

Wenn es gilt, eine körperliche Erkrankung medizinisch-diagnostisch abzuklären und zu behandeln, ist das auch mit eingeschränkter Beteiligung des Patienten möglich. Die Verantwortung für das diagnostische und therapeutische Geschehen liegt dann weitgehend bei den behandelnden Ärzten. Die Kennzeichnung des Kranken als »Patient« (lat. *patiens* – der/die Leidende bzw. Geduldige) verweist auf die Rolle derer, die sich einer diagnostischen oder therapeutischen Maßnahme gleichsam unterwerfen und deren Behandlung medizinisch oft ohne eigenes Zutun (zum Beispiel in Narkose) durchgeführt werden kann, bevor sie schließlich selbst wieder die Verantwortung für ihre Genesung übernehmen müssen.

Auch die Psychotherapie bemüht sich darum, psychisch belasteten Menschen oder solchen, die eine therapeutische Selbsterfahrung suchen, einen Einblick in die eigene Persönlichkeit und Lebensgeschichte zu ermöglichen und sie in einer eventuell notwendigen Neuorientierung zu unterstützen. Psychotherapie-Patienten sind dabei nicht die passiv Erleidenden, vielmehr sind sie es, die aktiv werden müssen: in sich hineinhören, ihre eigenen Empfindungen, Bedürfnisse, Erinnerungen in Worte fassen, sie ihrer Therapeutin, ihrem Therapeuten mitteilen und sie gemeinsam betrachten, um sie zu verstehen. Es erfordert auf beiden Seiten ein erhebliches Maß an Motiviertheit und Ausdauer, um sich auf ein solches diagnostisches und therapeutisches Verfahren einzulassen und für eine ausreichend lange Zeit dabeizubleiben.

Das, was Patienten in ihrer Therapie berichten, kann ihrer erlebten sozialen Wirklichkeit entstammen, es können aber auch Wunschvorstellungen, Befürchtungen oder Träume sein, d.h. Aspekte ihrer inneren Wirklichkeit und ihres subjektiven Erlebens. Psychotherapie sucht in diesen Berichten die Wirklichkeit des Patienten-Selbst, seine Entwicklungsgeschichte bzw. Sozialgeschichte und vor allem die vielfältigen und häufig auch widersprüchlichen Aspekte seines inneren Erlebens und seiner sozialen Beziehungen. Es geht um das biographisch gewachsene Selbst einer Frau oder eines Mannes und um die dahinterliegenden, immer noch wirksamen Anteile eines jugendlichen oder kindlichen Selbst in der Entwicklungsgeschichte des eigenen Lebens. Von großer therapeutischer Bedeutung ist dabei die zu lernende Unterscheidung zwischen dem gelebten realen Selbst und den Ansprüchen des Selbstideals: wer ich gern wäre und wie ich tatsächlich bin.

Der Blick auf die eigene lebensgeschichtliche Erfahrung und Entwicklung, auf die Wünsche und Sehnsüchte des bisherigen Lebens lässt nach und nach die Grundmuster eines individuellen Selbst sichtbar werden. Die biographische Entwicklungsgeschichte einer jeden Persönlichkeit beinhaltet unvermeidlich auch schmerzliche und beschämende Erfahrungen, etwa wenn Irrtümer, Fehlentscheidungen und Erlebnisse des eigenen Scheiterns sichtbar werden. Rückblickend erweisen sich manche Überzeugungen und Einstellungen als illusionäre Fehleinschätzungen und als lebendig gebliebene kindliche Sehnsüchte. »Da ich ein Kind war, dachte und handelte ich wie ein Kind«, heißt es in der Bibel. Sich im erwachsenen Alter, in einer Therapie, damit zu konfrontieren, dass man längst kein Kind mehr ist, sondern ein selbstverantwortlicher Erwachsener, gehört zu den vorrangigen Aufgaben und Zielsetzungen der therapeutischen Selbstreflexion.

So beinhaltet eine therapeutische Erfahrung zum einen selbstreflexive Einsichten und Eingeständnisse, die es auszuhalten und zu akzeptieren gilt; zum anderen aber auch die erstaunliche Feststellung, dass die befürchtete kritische oder gar verurteilende Bewertung durch die Therapeutin oder den Therapeuten ausbleibt. Ziel der Therapie ist es offensichtlich nicht, eine moralische Beurteilung oder gar Verurteilung für Zurückliegendes entgegenzunehmen, sondern die eigene bisherige Entwicklung verstehen zu lernen und Verantwortung für anstehende Entwicklungsschritte und für ihre konkrete Planung zu übernehmen. Das Ausbleiben der befürchteten Kritik der Therapeutin/des Therapeuten ermutigt zur weiteren vertieften Reflexion des eigenen Inneren und zunehmend zum Handeln in eigener Verantwortung.

Als Beispiele für solche Prozesse der Einsicht werden wir in den folgenden Kapiteln Episoden aus der Entwicklungsgeschichte eines Menschen betrachten und versuchen zu verstehen, was ihn in seiner Lebensgeschichte geprägt hat und ihn nun in seinem erwachsenen Leben unterschwellig motiviert. Das heutige Selbst eines Menschen lässt Residuen seines kindlichen, jugendlichen und erwachsenen Erlebens erkennen, die ihm selbst meist lange Zeit nicht bewusst waren. So beinhaltet das Verständnis psychotherapeutischer Fallgeschichten vor allem auch die Aufgabe, prägende Erfahrungen eines Menschen nachzuvollziehen, sodass sie oder er die heutigen Sichtweisen und Verhaltensmuster vor dem Hintergrund der individuellen Lebensgeschichte zu verstehen beginnen.

Von zentraler Bedeutung ist dabei die soziale und emotional erlebte Konstellation der Elternfamilie. Sie hat den frühen Rahmen für die Entwicklung der kindlichen Persönlichkeit abgesteckt, die sich heute diagnostisch im Erleben des Erwachsenen wahrnehmen lässt und die nach und nach als die ihn prägende Geschichte verstanden werden kann. Aufgabe des Psychotherapeuten ist es, sich mit Hilfe der Gegenübertragung in frühere Lebenssituationen ihrer Patienten einzufühlen, sodass ihnen ein psychodynamisches Verständnis des heutigen Erlebens und Verhaltens möglich wird.

Im Fallbeispiel der eigenen Lebensgeschichte werden wir einen starken Kontrast zwischen der Gestaltung der ersten und der zweiten Lebenshälfte beobachten können. Die erste Hälfte ist in starkem Maße »sensation seeking«, was für Jugendliche in gewissem Umfang normal, hier aber extrem ausgeprägt ist und riskante Erfahrungen mit sich bringt. Erst gravierendes körperliches Krankwerden leitet eine Veränderung der Einstellung ein und führt schließlich im jungen Erwachsenenalter und speziell im Kontext einer psychoanalytischen Selbsterfahrung zu einer »existenziellen« Neuorientierung, die dazu führt, dass das Privatleben partnerschaftlich und beruflich neu gestaltet werden kann und fortan die Arbeitswelt nicht als selbstquälerische Maloche, sondern als eine lange Abfolge kreativer Vorhaben im Mittelpunkt stehen wird.

Anne meldet sich: »Lieber G., was Du hier ansprichst, hat mich in meiner Lehrtherapie sehr beschäftigt: das Ausbleiben moralischer Bewertungen für meine Handlungsweisen und Einstellungen, die ich selbst rückblickend infrage stellte oder missbilligte. Meine Therapeutin benannte das Geschehene, gab aber keine Wertung ab, insbesondere nicht die von mir erwartete Verurteilung meiner Person. Stattdessen wies sie immer wieder auf die sozialen und familiären Entwicklungsbedingungen hin, die mich geprägt haben. Das erschien mir wie ein Geschichtsunterricht, der zum einen auf meine Person fokussiert war und mir zugleich das historische Geschehen zu jener Zeit und in meiner Familie in einem anderen Licht zeigte. Ich konnte mich zunehmend in jeden Einzelnen einfühlen, zuletzt aber auch in mein heranwachsendes Ich.
Viele Grüße, Deine A.«

»Liebe Nichte, Du hast in Deiner Selbsterfahrung etwas kennengelernt, das mir in Behandlungen sehr wichtig ist, nämlich eine Vorstellung davon, wie das Fundament einer Persönlichkeit im lebensgeschichtlichen Zusammenhang geformt (oder auch be-

schädigt) wurde; wie hier neurotische Muster des Erlebens entstehen und womöglich basal wichtige Kompetenzen nicht ausreichend entwickelt werden konnten, sodass es später therapeutisch gilt, sie gleichsam nachwachsen zu lassen.
Viele Grüße, Dein G.«

Die Bedeutung früher Erfahrungen

Erinnerungen an lebensgeschichtlich weit zurückliegende Zeiten werden generell skeptisch betrachtet: Was wird hier überhaupt erinnert, was wurde hinzufantasiert oder weggelassen, was ist der emotionale Kern einer solchen Aussage über die eigene Person? Dennoch betrachten Therapeuten, ähnlich wie Archäologen, mit großem Interesse die zunächst rätselhaften Bruchstücke, deren Bedeutung erst nach und nach erkennbar wird, etwa wenn die zugehörigen Emotionen zum Vorschein kommen und die zwischenmenschliche Bedeutung des jeweiligen Geschehens deutlich werden lassen.

Da geht es um Erfahrungen lustvoller Lebendigkeit und Großartigkeit oder um das Erleben von Beschämung, Gekränktheit, ängstigender Hilflosigkeit oder wütenden Protests. Menschen möchten in der Regel schmerzliche Erinnerungen vermeiden und positive Erfahrungen ins rechte Licht rücken. Es bedeutet bereits einen therapeutischen Fortschritt, sich dieser Tendenz bewusst zu werden und ihr entgegenzutreten. Die Therapie hat das Ziel, der verleugnenden Tendenz im Umgang mit eigenen schwierigen Erfahrungen entgegenzuwirken und sich bei der Suche nach den Hintergründen der eigenen Geschichte um Ehrlichkeit zu bemühen; diese schuldet der Patient nicht seiner Therapeutin, sondern sich selbst.

In gelingenden Therapien können Patienten erfahren, was es bedeutet, einen wohlwollenden anderen das eigene Bemühen, Begehren und das eigene Scheitern sehen zu lassen. Hinzu kommt die Tatsache, dass die jetzige Sichtweise von einem Erwachsenen stammt, während das lebensgeschichtlich weit Zurückliegende auch Erfahrungen aus jugendlichen und kindlichen Erlebniswelten beinhaltet. Die Gefühle, Bedürfnisse und Erfahrungen jener Zeit wirken aus heutiger Sicht mitunter kindlich naiv, sodass die Betreffenden sich dessen schämen und nicht gerne darüber sprechen, es sei denn, dass sie Klage führen über ungerechte und lieblose Behandlung, die sie erfahren haben.

Die Fähigkeit guter TherapeutInnen ist es, das Erleben ihrer PatientInnen aus früheren Lebenszeiten auf den damaligen Entwicklungsstand der Persönlichkeit zu beziehen. Die Welt der Bedürfnisse, Affekte und Fantasien ist in einer frühkindlichen Entwicklungszeit eine völlig andere, als sie es in einem jugendlichen oder erwachsenen Lebensabschnitt ist. Also gilt es, die aus früher Zeit erinnerten Geschehnisse nicht im heutigen Kontext, sondern bezogen auf die damalige Entwicklungs- und Lebenssituation zu betrachten. Da ist es notwendig, sich therapeutisch in das Ich-damals einzufühlen statt mit einem erwachsenen Ich-heute oder gar mit einem moralisch entrüsteten Über-Ich-heute auf das kindliche Ich jener Zeit zu schauen. Das Über-Ich-heute ist keine geeignete Instanz für die Bewertung früherer Entwicklungsstufen. Die kindlichen Lebensepochen benötigen ein jeweils altersadäquates Verständnis und eine entsprechend elterliche Förderung, damit sie in die eigene Verantwortung übernommen werden können.

Wie entsteht, wächst und reift eine menschliche Persönlichkeit in ihren frühen Lebensjahren? Was kann sich in welchen Zeitabschnitten unter ausreichend günstigen Bedingungen entwickeln? Wie groß ist die Störbarkeit in welchen Abschnitten? Wie muss man sich das Zusammenwirken von inneren angeborenen Bereitschaften und einwirkenden Umwelteinflüssen auf die Entwicklung der Persönlichkeit vorstellen? Fundierte Antworten auf diese Fragen gab es früher wenige, heute füllen sie Bände.

Als ein bedeutsamer diagnostischer Gesichtspunkt muss geprüft werden, inwieweit die frühe Hauptbezugsperson, meist die Mutter, die das Kind geboren hat, ihm eine auf die kindlichen Bedürfnisse ausgerichtete, nährende, pflegende, emotional belebende oder auch beruhigende Beziehung zur Verfügung stellen konnte und darin von einer Vaterfigur und eigenen Angehörigen unterstützt wurde. Diese spezifische Beziehungsstruktur wird bereits während der Schwangerschaft vorbereitet und entfaltet sich in den Tagen und Wochen nach der Geburt. Die Beteiligten finden und entwickeln darin ihren sehr persönlichen Beziehungsstil und ihre zeitlichen Rhythmen.

Diese Entwicklung ist, wenn sie gelingt, für alle Beteiligten hochbefriedigend und bildet die Grundlage einer unverbrüchlichen Beziehung und eines wachsenden Selbstverständnisses. Wenn diese Bemühungen jedoch scheitern, kann das als eine emotionale Katastrophe erlebt werden, die schlimmstenfalls eine tiefgreifende Entwicklungsstörung hinterlässt, in der das emotionale Miteinander, das Erleben von Nähe und Vertrauen und die Möglichkeit der emotionalen Verständigung nachhaltig beeinträchtigt werden und eine Tendenz zu innerem Rückzug fördert.

Was das klinisch bedeutet, versuchte ich am Beispiel des Malers James Ensor aufzeigen (Rudolf 2022): Er war der Sohn einer Belgierin, die Ende des 19. Jahrhunderts in einem Städtchen an der Nordseeküste einen kleinen Kiosk betreibt, und eines bei ihr lebenden englischen Pensionärs. In dieser Familie gibt es offenbar wenig emotionalen Austausch, der künstlerisch begabte Sohn lebte sehr einsam und auf seine Malerei zurückgezogen. Von ihm ist eine interessante Aussage überliefert, die er für seine früheste Erinnerung hält:

> Eines Nachts, als ich in meinem erleuchteten Zimmer lag, bei offenen Fenstern, die auf das Meer hinausgingen, stürzte ein großer Meeresvogel, vom Licht angelockt, vor mir zu Boden und stieß gegen meine Wiege. Ein unvergesslicher Eindruck, wahnsinnig, schrecklich. Ich sehe noch die grausige Erscheinung und spüre noch den Aufprall des seltsamen schwarzen Vogels. (Becks-Malorny 2016, S. 34)

Es ist dies offensichtlich die Dunkelangst eines alleingelassenen Kindes, das sein Erleben rückblickend auf die Zeit babyhafter Hilflosigkeit zurückdatiert hat. Sein Angstanfall spiegelt das Gefühl der Bedrohung und der fehlenden Beziehung zu einer schützenden elterlichen Person und, dadurch ausgelöst, das Gefühl hilflosen Ausgeliefertsein an eine existenzielle Bedrohung. Klinisch bedeutsam ist nicht das beschriebene Erlebnis, sondern die daran ablesbare, bereits bestehende Beziehungsstörung und das Gefühl der Ungeborgenheit. Daraus lässt sich auf eine basale strukturelle Störung der Persönlichkeitsentwicklung schließen. Die therapeutische Konsequenz dieser Überlegung läge weniger darin, unbewusste Konflikte bewusst zu machen als vielmehr auf die defizitären frühen Beziehungserfahrungen und die unentwickelt gebliebenen strukturellen Fähigkeiten zu fokussieren. Erst wenn solche strukturellen Grundlagen therapeutisch stabilisiert werden konnten, lassen sich auch Konfliktthemen ins Auge fassen und therapeutisch bearbeiten (Rudolf 2020).

Zwei Familiengeschichten

In der ersten Hälfte des 20. Jahrhunderts waren viele Menschen im Zusammenhang mit zwei Weltkriegen großen sozialen Notlagen ausgeliefert. Bezogen darauf will ich kurz einige wichtige Erfahrungen meiner Angehörigen beschreiben. In der einen Familie war der Großvater väterlicherseits das Kind einer unverheirateten Bauersfrau und wuchs vaterlos in einer eher ärmlichen ländlichen Region auf. Der Stolz des Dorfes und gern benutztes Identifikationsobjekt war dort eine benachbarte Hohenzollernburg. So lag es nahe, den 14-Jährigen zum preußischen Militär zu geben, wo er als Berufssoldat lange Zeit diente und im Ersten Weltkrieg zahlreiche Orden erwarb. Nach Ende seiner Militärzeit wurde er Gerichtsvollzieher und Chef der freiwilligen Feuerwehr. Er heiratete eine streng wirkende Frau aus Ostpreußen.

Der Älteste ihrer vier Kinder – später mein Vater – durfte als Einziger eine höhere Schule besuchen, studieren und wurde Jurist. Seine etwas jüngere Schwester wurde Lehrerin, eine außergewöhnlich herzliche Frau, die nach den Regeln jener Zeit unverheiratet bleiben musste. Das dritte Kind, ein Junge, wurde »der Kirche geschenkt«, d. h., er wurde in ein nahegelegenes Kloster gegeben, wo er als Laienbruder für die Landwirtschaft und Gärtnerei zuständig war. Seine kleinen Neffen, die ihn im Auftrag der Familie gelegentlich mit mir zusammen besuchten, waren besonders beeindruckt von seiner Fähigkeit, mit einem schrillen Pfiff eine Herde Pferde auf der Koppel dazu zu bringen, im Galopp auf ihn loszustürmen. Ähnlich staunten wir, wenn er auf einem Motorrad mit Beiwagen über die Waldwege brauste. Das Motorradfahren hatte er im Krieg gelernt, über den er ansonsten nie sprach.

Die jüngste Tochter unter den vier Kindern dieser Familie lernte nach Kriegsbeginn einen jungen Offizier kennen, wurde schwanger und heiratete ihn; kurze Zeit später verlor er sein Leben an der Front. Der Sohn entwickelte sich zunächst sehr religiös, studierte Theologie und galt angesichts seiner hohen Intelligenz als Aspirant für eine kirchliche Karriere in Rom. Was er von dort hörte, schreckte ihn offenbar sehr ab, sodass er das Theologiestudium kurz vor den endgültigen Weihen abbrach, in Mindestzeit ein Medizinstudium absolvierte, als Arzt tätig wurde und eine Frau fand, mit der er eine Familie gründete. So viel über die väterliche Hälfte der Familie.

Der mütterliche Teil der Familie bietet ein anderes Bild. Auch dieser Großvater stammte aus einer armen und sehr kinderreichen Familie, seine Mutter war früh gestorben. Er versuchte, in verschiedenen süddeutschen Städten beruflich im kaufmännischen Bereich Fuß zu fassen, was ihm schließlich auch gelang. Er heiratete die Tochter eines Zahnarztes und das Paar bekam zwei Töchter. In der Grippe-Epidemie des Ersten Weltkriegs starb seine Frau und er heiratete deren Schwester. Die jüngere seiner beiden Töchter wurde später meine Mutter.

In jener Zeit gab es in beiden Familien erkennbar soziale Not und zugleich große Anstrengungen, diese zu bewältigen, was beiden Großvätern auch gelang. So begann das Leben meiner Eltern in sozial belasteten Familien, die sich jedoch mit großem Engagement stabilisieren konnten. Ein Jahr vor Beginn des Zweiten Weltkriegs heiratete der Jurist die deutlich jüngere Kaufmannstochter. Ein Jahr später wurde ich als erstes Kind geboren, drei Jahre später folgte mein Bruder. Den nun beginnenden Zweiten Weltkrieg überlebte die Hälfte der erwachsenen Männer der Familie nicht und die Hälfte der Familien verlor ihre Wohnungen durch Bombardierung.

Der Vater hatte kurz zuvor eine Anstellung als Jurist in einer entfernten Stadt bekommen, sodass das junge Paar mit dem Neugeborenen dorthin umzog. Ein Vierteljahr später, bei Beginn des Krieges, erhielt der Vater jedoch statt der in Aussicht gestellten Anstellung bei einem Amtsgericht die Einberufung zur Wehrmacht. Einige Wochen lang konnten die Frauen ihren Männern noch durch den Drahtzaun des Militärlagers zuwinken, dann verschwanden die Soldaten in Richtung Front, viele sollten nicht zurückkehren. Hinzu kam, dass die Möbel der Familie – der Vater war besonders stolz auf seine fachliche Bibliothek – wegen zunehmender Fliegerangriffe vorsorglich in einer städtischen Halle eingelagert wurden. Diese Halle ging bereits bei einem der ersten Flieger-Angriffe in Flammen auf, während die elterliche Wohnung den Krieg unbeschadet überstand.

Die noch recht junge Mutter, die erstmals ihre Eltern verlassen hatte, deren Mann im Krieg verschwunden war und deren Wohnungseinrichtung verbrannt war, lebte nun allein in der fremden Stadt. In ihrer depressiven Verfassung hatte sie zunehmend Mühe, das Baby zu stillen, sodass dieses schließlich wegen bedrohlicher Ernährungsstörungen in einer Kinderklinik stationär aufgenommen werden musste. Das Kind überlebte und die Mutter zog mit ihm zurück zu den Großeltern. Bei einem Heimaturlaub ihres Mannes wurde später der zweite Sohn gezeugt, der 1943 während eines Fliegerangriffs im Keller der örtlichen Klinik zur Welt kam.

Muss man nicht befürchten, dass kindliche Persönlichkeiten von solchen Bedingungen nachhaltig geprägt werden? Das jüngere Kind wurde in der Tat hypermotorisch, das ältere blieb eher zurückgezogen still. Auf Fotos der folgenden Jahre sieht man einen ernst wirkenden kleinen Jungen, der allein in dem großen Garten der Großeltern auf einer Treppe sitzt, die Hände zwischen den Knien eingeklemmt. Offenbar sind die üblichen Aufforderungen des Fotografen (»Jetzt schau mal freundlich«) ohne Wirkung geblieben. Er ist kein Kind, das auf Wunsch lächelt, und es hat wahrscheinlich keine Vorstellung, wer durch ein freundliches Foto erfreut werden sollte – zum Beispiel sein Vater, den er bislang nur zweimal gesehen hat und der zu jener

Zeit kriegsverletzt in Prag im Krankenhaus lag. Die ansonsten eher ängstliche Mutter hatte sich bereits mit der Eisenbahn auf die weite Reise nach Prag gemacht, um ihren verwundeten Mann zu besuchen.

Zu jener Zeit kommt der Krieg bereits näher und bei Fliegeralarm versteckt man sich in einem kleinen Keller des großväterlichen Hauses. Genauer gesagt, man bringt die Kinder dorthin, während die Erwachsenen vor dem Haus stehen und diskutieren, auf welche Industrieanalagen die Bomben zielen. Das Kind ist ganz sicher, dass das großelterliche Haus niemals bombardiert wird, aber wahrscheinlich hat es keine genaue Vorstellung, was mit »bombardieren« gemeint ist. Sehr viel später wird ihm auffallen, dass er selten wirklich Angst erlebt, wenn er zum Beispiel allein durch unbekannte Gegenden reist – während er noch später, zum Beispiel bei öffentlichen Auftritten, vor Angst schweißgebadet ist und fürchtet, diese Herausforderung nicht lebend zu überstehen. Einsamkeit hingegen, vor allem in der Natur, erlaubt es ihm, bei sich zu bleiben in der Geborgenheit eines wohlwollenden Ganzen und sich auf seine bis dahin gesammelten positiven Erfahrungen zu verlassen.

Anne schreibt: »Nachdem Du uns die Ängste des Malers Ensor, bezogen auf große schwarze Vögel, aus der Sicht eines Kindes vor Augen geführt hast, erfahren wir hier von den Schrecken der Bombardierung im Zweiten Weltkrieg. Sie belasten eine alleingelassene junge Mutter so sehr, dass ihr Baby eine schwere Ernährungsstörung entwickelt und stationär behandelt werden muss. Glücklicherweise überlebt das Kind und seine Mutter flüchtete sich mit ihm zusammen zurück zu ihren Eltern. Man darf sich mit einer gewissen Besorgnis fragen, wie die Betroffenen diese Erfahrungen verarbeiten werden, und hofft das Beste für die weitere Entwicklung.
Beste Grüße, Deine Anne«

Krieg und Evakuierung

Kommen wir zurück zu der Situation des Krieges im Jahr 1943. Zu jener Zeit nehmen die Bombardierungen der Stadt und ihrer Industrieanlagen dramatisch zu, sodass die Mutter mit ihren beiden Kindern aus der umkämpften Region ins ländlich ruhige Allgäu evakuiert wird. Aus dieser Zeit hat der 4-Jährige einige lebhafte Erinnerungen: Die Mutter hatte das Baby (den bei einem Fronturlaub des Vaters gezeugten kleinen Bruder) auf dem Arm und zog einen Koffer hinter sich her, das Söhnchen trug seinen Rucksack. Als der Zug unterwegs wegen eines Fliegerangriffs anhalten musste und die Menschen hinter einer Böschung in Deckung gingen, war er nachträglich überzeugt, er hätte eines der Flugzeuge mit seinem Fantasie-Gewehr abgeschossen. Das war für ihn ein Ausgleich dafür, dass er zu Hause bei Fliegeralarm im Keller bleiben musste, während die Erwachsenen draußen nach den Angreifern schauten. Seine Beschäftigung mit Flugzeugen war damals so intensiv, dass er abends im Bett zu springen und zu fliegen versuchte, dabei aber mit dem Kopf auf das Bettende aufschlug und sich eine Platzwunde zuzog, die lebenslang eine sichtbare Narbe hinterließ.

Die Reise mit dem Zug Richtung Allgäu war Angst machend, aber weniger wegen der feindlichen Flugzeuge, die glaubte er mit seinem Holzgewehr auf Abstand halten zu können. Was ihm Angst machte, war die Situation auf den Bahnhöfen, wenn die Mutter mit dem Kleinen eine Toilette aufsuchte, um ihn frisch zu machen. Dann musste er alleine auf das Gepäck aufpassen und er wusste nicht, was er tun sollte, wenn jemand ihm den Koffer wegnähme oder wenn der Zug abfahren würde. Dieses Groß-klein-Thema hatte schon zu Hause begonnen. Dort allerdings war es sein Stolz, dass er wusste, was er zu tun hatte: sich alleine anziehen, seinen kleinen Rucksack aufnehmen und mit der Mutter, die das Baby trug, Richtung Luftschutzkeller losmarschieren. Allerdings war der Aufenthalt in dem halbdunklen, muffigen Bunker voller schweigender oder weinender Menschen für ihn immer schwer auszuhalten gewesen.

Schließlich hatten sie ihr Ziel, eine einsame Siedlung nahe der deutsch-österreichischen Grenze, erreicht. Von hier enthält sein inneres Fotoalbum viele Bilder: zahlreiche Frauen und viele Kinder, zunächst alle zusammen in einer Gaststube, in der wild aussehende, alte, sehr laut redende Holzarbeiter Bier tranken und sich mit ihren Messern Stücke aus einem Käse schnitten. Später am Abend werden alle Fremden provisorisch in einem Zimmer untergebracht: die Kinder auf dem Fußboden schlafend, die Frauen auf Matratzenlagern. Vor dem Einschlafen wuschen sich die Frauen an zwei kleinen Waschbecken und die Kinder mussten versprechen, die Augen geschlossen zu halten, was den Augen freilich nicht immer gelingen wollte.

Bald danach fand die Mutter für sich und die beiden Kinder eine Unterkunft: ein kleines Kämmerchen in der Wohnung einer Frau, deren Mann an der Front war. Fortan galt es, tagsüber Anschluss zu finden an die Gruppe meist größerer Kinder, die am Bach oder am Waldrand spielten. Er versuchte irgendwie mitzumachen, blieb aber letztlich, weil er noch zu klein war, meist draußen. Sehr beeindruckt war er von den strengen Erziehungsmaßnahmen mancher Mütter, die ihre großen Jungen gelegentlich unter viel Geschrei verprügelten. Tagsüber versuchten die Frauen, im Dorf Lebensmittel zu ergattern, und berichteten einander hinterher flüsternd von merkwürdigen Angeboten, die der zuständige Parteiobmann den Jüngeren von ihnen dabei gemacht hatte.

Irgendwann gab es einen großen Alarm; es hieß, die Panzer der Alliierten kämen immer näher, und alles flüchtete vor den anrückenden Amerikanern in die nahen Berge, wo man sich in Holzhütten versteckte und mit dem Fernglas ins Tal schaute. Nach einigen Tagen standen plötzlich fremde Soldaten vor der

Hütte und forderten die Frauen auf, ins Tal zurückzukehren, der Krieg sei vorbei, Deutschland habe kapituliert.

Ins Tal zurückgekehrt, kam man aus dem Staunen nicht heraus: Kolonnen von riesigen und sehr lauten Panzern, Lastwagen und Jeeps, deren Besatzung ihm körperlich sehr großgewachsen und sehr laut erschien und die zum Teil eine schwarze Hautfarbe hatten. Die Kleinen, zu denen er gehörte, staunten schweigend. Die größeren Jungen lernten rasch, wichtige Fragen zu stellen, zum Beispiel: »Hello mister, have you chocolate?« Manchmal lachten die riesigen farbigen Männer und verteilten winzige Schokoladenstückchen, die die Kinder in andächtigem Schweigen lutschten. Fortan galt es, irgendeinen Dreh zu finden, um ihren Jeep zum Anhalten zu bewegen, etwa indem man sie auf ein Stück verlorener Panzerkette aufmerksam machte und auf einen Finderlohn hoffte.

Etwa 50 Jahre später bin ich nochmals zu diesem entlegenen Ort der Evakuierung zurückgekehrt, habe die Bauernhäuser, den Bergbach und den Bergwald sofort wiedererkannt. Mein Versuch, Einheimische auf die damalige Situation des Kriegsendes und der Flüchtlinge anzusprechen, führte jedoch zu auffallend kühlen Reaktionen und raschem Abbruch des Gesprächs, so als sei ich immer noch ein unerwünschter Flüchtling.

Anne kommentiert: »In der beschriebenen Situation ist wirklich alles extrem: eine Ansammlung von verängstigten Frauen und kleinen Kindern auf der einen Seite, ihnen gegenüber fremde, bewaffnete, oft farbige Männer – ›die Sieger‹, die in den Augen der Kinder nicht wie der böse Feind wirken, sondern wie Wesen von einem andern Stern, die große Waffen tragen und immer Schokolade in der Tasche haben. Auch meine Großmutter hat mir aus jener Zeit manches angedeutet, das, gerade weil es unklar blieb, ziemlich ängstigend auf mich wirkte. Für heute liebe Grüße, Deine A.«

2 Nach dem Krieg

Ein Neubeginn

Einige Zeit nach Kriegsende gelang es der Mutter, eine Mitfahrgelegenheit Richtung Norden zu finden. Sie saßen mehrere Tage auf der offenen Ladefläche eines sehr klapprigen Lastwagens. Und nachts mussten sie fremde Leute dazu bringen, die Reisenden auf ihrer Küchenbank schlafen zu lassen.

Als sie endlich ihren Heimatort erreicht hatten, von der Ladefläche heruntergestiegen waren und allein am Straßenrand standen, fragte ihn seine Mutter, ob er alleine den Weg zum Haus der Großeltern finden könne, während sie mit dem Kleinen und dem Gepäck hier wartete. Dann musste er auswendig lernen: »Geradeaus, über die Brücke, an der ersten Querstraße rechts abbiegen, die erste Abzweigung nach links nehmen, am zweiten Haus dieser Straße die lange Treppe nach oben steigen, an der Tür klingeln oder klopfen. Falls niemand öffnet, wieder hierher zur Brücke zurückkommen.«

Er hatte große Angst allein in der ihm mittlerweile fremd gewordenen Gegend, fand sich aber doch irgendwann in den Armen seiner Großmutter und es begann für ihn nach der Alpen- und Natur-Erfahrung eine neue Epoche in dem Haus, das sein Großvater einst für seine vierköpfige Familie gebaut hatte, das aber nun nach Kriegsende von 12 Personen bewohnt war: seine Großeltern mütterlicherseits, eine ausgebombte

Schwester der Großmutter, die ältere Schwester der Mutter mit ihren beiden kleinen Kindern, seine Mutter, sein kleiner Bruder und er selbst sowie drei fremde, »einquartierte« Untermieter.

Die Väter, sofern sie überlebt hatten, kamen erst nach und nach aus der Gefangenschaft zurück, sie übernahmen wieder eine Rolle in der Familie, aber den Kindern waren sie eigentlich fremd und auch etwas unheimlich. Sein Vater zum Beispiel kämpfte jede Nacht im Schlaf mit großem Gebrüll gegen angreifende Panzer. Die Frauen, die während des Krieges alles selbst verantwortet hatten, mussten wieder eine nachgeordnete Position einnehmen; so zum Beispiel konnten Dokumente, Schulzeugnisse etwa, jetzt nur noch von den Vätern unterschrieben werden. Die Kinder, die während des Krieges schon »groß« sein mussten, wurden auf ihre kindliche Position zurückgestuft, aber es wurden ihnen auch spezielle Aufgaben übertragen.

So bat ihn zum Beispiel seine Großmutter, den farbigen amerikanischen Soldaten, deren Züge auf einem benachbarten Bahngleis anhalten mussten, Zwiebeln aus dem eigenen Garten anzubieten, weil das eine ihrer Lieblingsspeisen sei. Die Hoffnung war, dafür Dollars zu bekommen. Allerdings hatte der 6-Jährige Angst vor den sehr großen und lauten Männern, die dort neben den Bahngleisen mit nacktem Oberkörper Boxkämpfe austrugen. Einmal geschah es, dass er, mit seinen Zwiebeln auf dem Gleis stehend, einen rückwärtsfahrenden, sich langsam nähernden Zug überhörte, als einer der schwarzen Riesen ihn hochnahm und ihn neben dem Gleis sicher abstellte, ehe der Zug ihn überrollen konnte. Die nicht verkauften Zwiebeln brachte er, noch am Leben, aber auch resigniert, zu seiner Großmutter zurück.

Anne schreibt: »Lieber G., für mich liegen diese Geschichten sehr weit zurück. Ich hörte gelegentlich bei Familientreffen davon sprechen, aber eigentlich waren es eher Andeutungen, die sich

irgendwo zwischen Heldensagen und Horrorgeschichten bewegten und mit der Bewertung endeten: ›Ihr habt es heute ja gut‹, was ich dann fast wie einen Vorwurf erlebte. Muss ich ein schlechtes Gewissen haben, wenn es mir gutgeht? Erst in der Therapie einer älteren Patientin habe ich einen realistischen Eindruck von jener Zeit entwickeln können, aber es ist mir dennoch schwergefallen, mit dem Thema umzugehen.
Hier, in Deiner Geschichte, habe ich freilich eine andere Anmutung. Sie ist ja ein Stück Deiner biographischen Anamnese, so wie wir sie bei jedem Patienten zu erfassen versuchen und die uns ahnen lässt, was den Kern dieser Persönlichkeit ausmacht, was ihr in ihrer Entwicklung gefehlt hat und womit sie alleine geblieben ist. Liebe Grüße, Anne«

Er antwortet: »Liebe Anne, da hast Du wahrscheinlich recht. Mein Eindruck ist, dass die heutigen Menschen – auch unsere PatientInnen – eher bereit sind, zu klagen und etwas für sich zu fordern, als die Menschen der Nachkriegszeit das konnten. Den damaligen Menschen fehlte ein Gegenüber, das bereit war, die Klage entgegenzunehmen und imstande gewesen wäre, für Abhilfe zu sorgen. Es ging im Krieg und in der Nachkriegszeit fast allen schlecht, wenn auch den Frauen und Männern auf unterschiedliche Weise. Erst mit dem nachfolgenden Wirtschaftswunder (»Hast Du was, bist Du was«) ging die Schere zwischen Arm und Reich auseinander, und es gab für alle jemanden, den sie beneiden konnten, weil er oder sie es wesentlich besser hatte. Das ist wohl bis heute im Kern so geblieben.
Liebe Grüße, Dein G.«

Kindheit in der Nachkriegszeit

Am Ende des Krieges war er sechs Jahre alt. Da die Welt in Scherben gefallen war und die wenigen verfügbaren Wohnungen überfüllt waren, lag es nahe, dass sich die Kinder tagsüber im Freien aufhielten, d.h., da das meiste zerbombt war, in Hinterhöfen, auf stillgelegten Bahntrassen, auf Ruinengrundstücken und den wenig befahrenen Straßen. Da man überall noch Munition finden konnte, wurden die Kinder ermahnt, diese auf keinen Fall anzufassen, und zur Abschreckung erzählte man von Explosionen, abgerissenen Armen und Todesfällen – was aber die besonders Wagemutigen nicht davon abhielt, immer wieder etwas explodieren zu lassen.

Die Gärten waren als Spielplätze tabu, da deren Erträge das Überleben sichern mussten. Hier hielt der Großvater Hühner, nachdem er die Eier im Wohnzimmer unter einer Rotlichtlampe hatte ausbrüten lassen. Später kam man sogar auf die Idee, im Garten nach Kohlen zu graben, die man in dieser Region tatsächlich finden konnte, sie brannten allerdings schlecht und qualmten im Ofen sehr stark.

Zu kaufen gab es in dieser Zeit fast nichts, jedenfalls kein Spielzeug, keine Kinderbücher und kaum Lebensmittel. Da erzählten sich die Erwachsenen gern von den Köstlichkeiten, die es früher zu essen und zu trinken gab. Das führte dazu, dass der Junge immer wieder – vergeblich – in der benachbarten Gastwirtschaft nachfragte, ob sie schon wieder Limonade hätten. Erst sehr viel später war diese Köstlichkeit wieder erhältlich und zum Geburtstag bekam er eine ganze Flasche, die er allein trinken durfte.

In den überbelegten Wohnungen war kein Platz zum Spielen, sodass die Kinder nach draußen geschickt wurden, mit der Weisung, bei Anbruch der Dämmerung wieder zu Hause zu sein. Da in dem Verwaltungsgebäude einer benachbarten zerstörten Fabrik viele Flüchtlingsfamilien untergebracht waren, fanden sich immer wieder zahlreiche Kinder, mit denen man zum Beispiel Völkerball spielen konnte. In dieser Gruppe gab es auch ein blondes, etwa gleichaltriges Flüchtlingsmädchen, das ihm vorschlug, mit ihr »Hochzeit« zu spielen. Er baute aus Holzstöcken und einer Stoffbahn ein Haus und sie legte sich als Braut ein Tuch über den Kopf, dann wollte sie Arm in Arm mit ihm das Stoffhaus beziehen. Er erinnerte sich noch später an das feierliche Gefühl, das er dabei hatte, und fand seine Braut sehr schön. Aber unter dem Gelächter der größeren Kinder begann er sich zu schämen und brach die gefühlvolle Zeremonie ab, um sich dem allseits beliebten, kämpferisch lauten Völkerballspiel anzuschließen.

Einige Zeit später, die Flüchtlingsfamilien waren schon weitergezogen, entwickelte er ein Interesse, das ihm lebenslang erhalten blieb: das Finden von verborgenen Gegenständen, zum Beispiel solchen, die von den Leuten bei Kriegsende hinter den Gärten vergraben worden waren, um sie vor dem Zugriff der Besatzungsmacht zu verstecken statt sie pflichtgemäß abzuliefern; das galt anfangs vor allem für Waffen aller Art. Zeitlebens blieb ihm diese gleichsam archäologische Neugier erhalten, die es ihm immer wieder erlaubte, Spuren der Vergangenheit aufzudecken. So fand er zunächst hinter den Gärten vergrabene Reitersäbel und Duellpistolen. Mit den Säbeln versuchte er, einem Nachbarsjungen das Fechten beizubringen, was leider nicht ganz ohne Verletzungen ablief. Andere Jungen waren freilich noch risikofreudiger. Sie legten gefundene Munition auf die Schienen und brachten sie durch die darüberfahrende Bahn zur Explosion. Er blieb diesbezüglich zunächst vorsichtig, fast ängstlich. Erst einige Jahre später nutzte er das, was er im Chemie-Unterricht gelernt hatte, um auf dem Dachboden chemische Experimente durchzuführen, insbesondere solche, die mit kleinen (oder versehentlich größeren) Explosionen endeten.

Schließlich musste er die Versuche einstellen, als der Apotheker sich weigerte, ihm weiterhin die Chemikalien zu verkaufen, mit denen jüngst auch ein Mann versucht hatte, das Auto des Ministerpräsidenten in die Luft zu sprengen.

Lebenslang geblieben ist ihm die Überzeugung, dass man in der Erde, wenn man nur genau hinschaut, sehr interessante, versteckte Dinge finden kann. In den späteren Zeiten des Wiederaufbaus war sein Blick stets auf Baugruben gerichtet, verknüpft mit der Frage, ob nicht irgendwo das wunderbare Rot römischer Ziegel aufleuchtet, für die er sich mittlerweile begeisterte. Sehr viel später hat ihm ein Klassenkamerad, der Forstwirtschaft studierte, von solchen zufälligen Funden erzählt. An einem langen Wochenende hatte er sich dorthin aufgemacht und sein Glück war unbeschreiblich: Ein heftiger Sturm hatte in dem beschriebenen Waldstück etliche Bäume samt ihrem Wurzelwerk umgeworfen und er musste die darunter freigelegten römischen Ziegel nur noch einsammeln. Als er viele Jahre später nochmals dorthin zurückkehrte, war alles eingezäunt und amtliche Schilder verboten das Betreten der Anlage aufs Strengste – aber das greift freilich schon weit voraus und wir kehren zurück zu dem inzwischen 6-Jährigen.

Einschulung

1945 wurde er eingeschult. Ein Klassenfoto, aufgenommen im zweiten Schuljahr, zeigt 70 ernst blickende Kinder: 34 Mädchen und 36 Jungen. Wahrscheinlich waren es zwei Parallelklassen, die man aus Sparsamkeitsgründen auf einem Foto versammelt hatte. Die Lehrerin war eine bereits sehr alte Dame, die man aus Mangel an Lehrkräften aus der Pension zurückbeordert hatte.

Er erinnerte sich, dass die Kinder im Winter von ihr aus dem nicht beheizbaren, sehr kalten Klassenraum auf den Schulhof geführt wurden, um dort in Kolonnen so lange zügig im Kreis zu marschieren, bis ihnen warm wurde. Einmal geschah es, dass die alte Lehrerin im Schnee ausrutschte und hinfiel und eine Menge Erstklässler sie mit großer Mühe wieder auf die Füße stellten.

Das Schreiben lernten sie auf Schiefertafeln und die als besonders kostbar geltenden Griffel bewahrten sie in rechteckigen Holzkästchen auf. Von den wilden Jungen – zu denen er nicht gehörte – wurden die Kästchen in gelegentlichen Auseinandersetzungen auch als Schlagwaffe eingesetzt, mit der man einem Gegner durchaus auch heftig blutende Kopfplatzwunden beibringen konnte.

Eine größere Anzahl von ziemlich wilden Kindern lebten als Flüchtlinge in einer Barackensiedlung, außerhalb derer sie sich nur in Gruppen von 4–6 Jungen und wenigen Mädchen bewegten. Man fürchtete diese Banden wegen ihrer Bereitschaft, die Bürgerkinder unter einem beliebigen Vorwand zu verprügeln. Die Eröffnung der Feindseligkeiten erfolgte durch eine rituelle Anklage: »Du bist doch der, der gestern so frech zu mir war«. Da war jede Verteidigung zwecklos und es gab Schläge. Darüber hinaus waren die Wilden durchaus bereit, einem braven Kind wie ihm, das mit einer vollen Milchkanne vom Einkaufen zurückkam, das Gefäß zu entreißen und die Milch mit großer Geste auszuschütten.

Die Vernichtung von Nahrungsmitteln aber sei, da waren sich die braven Kinder einig, eine Todsünde, für die der Täter in die Hölle kommen würde. Aber vorher bemühte man sich noch, in der Klasse einen Kämpfer zu finden, der bereit war, den Milchvergeuder stellvertretend zu verprügeln. Wieder im Gegenzug warfen die Barackenkinder Steine über unseren Gartenzaun, wodurch unreifes Obst abgerissen wurde – nach unserer

Überzeugung eine weitere Todsünde! Vielleicht lag es an dem eben erst beendeten Krieg, dass alle Menschen eindeutig als Freunde oder Feinde eingeordnet werden mussten.

Männerbilder

Von einem 5- bis 6-jährigen Kind wird entwicklungspsychologisch angenommen, dass es mittlerweile ein realistisches Bild von Frauen und Männern und ihrer Beziehung zueinander entwickelt hat. Allerdings bot die Nachkriegszeit kein gutes Übungsfeld für die realistische Wahrnehmung der beiden Geschlechter, denn Frauen waren für alles zuständig, väterliche Vorbilder hingegen waren Mangelware.

Während die wenigen überlebenden Väter erst nach und nach aus der Gefangenschaft zurückkehrten und versuchten, wieder eine Berufstätigkeit zu finden, taten sich die Großväter schwer, eine sinnvolle Tätigkeit zu finden, zumal die Wohnungen ohnehin überfüllt waren. Sie kümmerten sich in erster Linie um ihre Gartengrundstücke, auf denen sie die überlebensnotwendigen Kartoffeln und Gemüse anbauten, oder sie machten Spaziergänge, zu denen ihnen gelegentlich die Enkel mitgegeben wurden.

Der Großvater väterlicherseits, vormaliger Berufssoldat, dann Gerichtsvollzieher und Chef der Feuerwehr, hatte alle seine lebenslang erworbenen Orden, Abzeichen und darauf bezogenen Urkunden und Zeitungsberichte sorgfältig in einem mit rotem Samt ausgeschlagenen Kasten aufbewahrt und ließ erkennen, wie wichtig ihm, dem Vaterlosen, diese öffentliche Anerkennung war. Später schenkte er mir als dem ältesten Enkel diesen seinen wichtigsten Nachlass.

Gelegentlich holte er mich zu Spaziergängen ab und versuchte, mir unterwegs etwas von seinen Feuerwehr-Kenntnissen zu vermitteln. An vielen Hausecken fanden sich Schilder mit Zahlenkombinationen, aus denen die Feuerwahr ablesen konnte, wie weit rechts oder links und wie tief im Boden sie im Bedarfsfall die Löschwasser-Leitung finden würden. Ich aber war häufig nicht imstande, dem Feuerwehr-Großvater die richtige Lösung dieses Rätsels anzubieten, und da wir schon bei beschämenden Erfahrungen waren, gestand ich ihm auch, dass mir das Erlernen des Französischen, das in dieser Besatzungszone ab der 2. Klasse Pflichtfach war, Schwierigkeiten bereitete. Es tat mir leid, dass ich als ältester Enkel dieses tapferen Kriegers solch ein bescheidenes Bild bot. Freilich fehlte mir die Erfahrung im Umgang mit Vaterfiguren, sodass ich mich den Männern gegenüber nicht immer sehr geschickt verhielt.

Die wenige Zeit danach stattfindende Beerdigung des Kaiser-Wilhelm-Großvaters blieb mir besonders eindrucksvoll in Erinnerung: ein mit Kränzen geschmückter Wagen mit seinem Sarg wurde von Pferden gezogen. Uniformierte Feuerwehr-Kameraden gingen mit brennenden Fackeln neben dem Wagen und eine Blaskapelle spielte traurige Lieder, die mich erschauern ließen.

Ein anderes Bild von Männlichkeit bot der Großvater mütterlicherseits, mit dem wir im gleichen Haus wohnten. Er war der Hahn im Korb, umgeben von mehreren Frauen, seiner Ehefrau, deren Schwester und seinen beiden Töchtern. Sonntagmorgens zog er den guten Anzug und die frisch geputzten Schuhe an, um in die Kirche zu gehen. Freilich kam es häufig nicht dazu, weil er zuerst einmal in den hinter dem Haus gelegenen Garten ging, hier und da eine Kleinigkeit in einem Beet umgrub, einige Äste an einem Gebüsch beschnitt und derart verschmutzt ins Haus zurückkam, dass seine Frauen Ach und Weh schrien und er sich erst einmal umziehen musste und danach meist auf den Kirchgang verzichtete. Eine ähnliche Inszenierung folgte in späteren Jahren, als er sich aus gesundheitlichen Gründen den Luxus einer Saftpresse geleistet hatte und bei der morgendlichen Herstellung von einen Gläschen Orangensaft die Küche in ein klebriges Chaos verwandelte.

Später, als es in Gasthäusern wieder etwas zu essen gab, lud er mich als seinen ältesten Enkel gelegentlich ein und gab mir die Empfehlung, wie man mit einer Speisekarte umgehen sollte: immer etwas bestellen, das man noch nie gegessen hat, und sich davon überraschen lassen. Das war seine Variante des Prinzips »Man lernt nie aus«.

Beiden Großvätern gegenüber blieb dem Enkel ein Gefühl des Bedauerns darüber, dass er keine Gelegenheit hatte, als halbwegs Erwachsener, oder zumindest als Jugendlicher, mit ihnen zu sprechen. So blieb vieles, was er ihnen gerne gesagt oder sie gefragt hätte, unausgesprochen. Eine Ausnahme unter den Familienmitgliedern bildete sehr viel später seine Mutter, die tatsächlich ein Alter von 100 Jahren erreichte. Wenn er, selbst schon ein alter Mann, sie in ihrem Hotel-ähnlichen Altenheim besuchte, konnten sie in dem stillen Zimmerchen nebeneinander auf dem Sofa sitzend über erstaunlich vieles aus ihrem oder seinem Leben sprechen – oder auch gemeinsam schweigen, wie es ihnen gerade in den Sinn kam.

Ein später Vater

In seinem siebten Lebensjahr wurde sein Vater, an dessen wenige Fronturlaube er sich nicht erinnerte, aus der Kriegsgefangenschaft entlassen und stand plötzlich vor der Tür. Er hatte den Krieg und das Gefangenenlager mit zahlreichen Verletzungen überlebt und war innerlich weiterhin in Kampfhandlungen verwickelt, wie sein nächtliches Aufschreien vermuten ließ. Zunächst hatte er keine Arbeit, keine Anstellung und kein Einkommen, sodass er froh war, sich als Aushilfe in einem Lebensmittelgeschäft betätigen zu können.

Um als Jurist wieder in den Staatsdienst zu kommen, musste er nachweisen, dass er in der NS-Zeit kein Unrecht begangen hatte. Für ihn sprach, dass er das Angebot einer Anstellung beim Kriegsgericht abgelehnt hatte und daraufhin als Unteroffizier an die Front geschickt wurde, wo er sich erhebliche Verwundungen zuzog, so verlor er zum Beispiel durch Splitterverletzungen ein Auge. Von den vier wehrpflichtigen Männern der Familie war er einer von zweien, die den Krieg überlebten.

Nach und nach gelang es ihm, Kontakte zu Leuten herzustellen, die er vor drohenden Verhaftungen gewarnt und ihnen damit das Leben gerettet hatte und die sich nun für ihn verwendeten. Die Frage »Was hat mein Vater im Krieg getan?« beschäftigte viele Jugendliche, deren Vater nicht gefallen war. Später, nach dem relativ frühen Tod seines Vaters, versuchte der Sohn, sich Gewissheit zu verschaffen und zog Erkundigungen bei der zuständigen amerikanischen Behörde ein. Er erhielt die Auskunft, dass gegen seinen Vater nichts vorliege – was ihn einerseits erleichterte, ihn aber andererseits im Blick auf sein Misstrauen auch beschämte. Das Verhältnis beider zueinander war zu Lebzeiten des Vaters emotional gebremst; dieser war grundsätzlich wohlwollend, aber es war ihm kaum möglich, einen emotionalen Kontakt zu seinem Sohn aufzunehmen. Er liebte es, kenntnisreich über technische Sachthemen und juristische Problem zu referieren oder mit seinen juristischen Freunden Details aus Prozessen zu erörtern, die dem Sohn inhaltlich stets fremd blieben.

Schließlich hatte er wieder eine ansehnliche Stellung erhalten, etliche Ehrenämter und Präsidentschaften übernommen und mit dieser Ausgestaltung seiner sozialen Rolle die Erwartungen erfüllt, die seine Elternfamilie an ihn gerichtet hatte, als sie ihm als einzigem ihrer vier Kinder ein akademisches Studium ermöglichten. Zu seinen Lebzeiten war mir die Ähnlichkeit der Wertorientierung von Großvater und Vater nicht aufgefallen: Beide engagierten sich in hohem Maße für das Allgemeinwohl, für soziale Zielsetzungen, für den Schutz und die Sicherheit des Einzelnen. Und beiden war es wichtig, dass die Gesellschaft ihnen dieses soziale Engagement bestätigte.

Beide, Vater und Großvater, hinterließen umfangreiche Ordner, in denen sie in ähnlicher Weise Briefe, Zeugnisse und Zeitungsausschnitte gesammelt hatten, die ihren Einsatz für soziale und gesellschaftliche Aufgaben würdigten. Den Sohn verblüffte es im Nachhinein, zu erleben, wie ähnlich das handlungsleitende Wertesystem dieser beiden scheinbar so verschiedenen Männer letztlich gestaltet war. Anfangs hatte er diese Sammlung von Orden und Würdigungen als ein Hobby, ähnlich dem Briefmarkensammeln, angesehen, bis ihm deutlich wurde, dass darin sehr viel mehr enthalten war: die gesellschaftliche Bewertung ihrer beruflichen Tätigkeit und die anerkennende Reaktion der Gesellschaft auf ihr großes soziales Engagement.

3 Das Leben lernen

Zwischenbilanz

Nach diesem Blick auf die männliche Linie von Großvätern und Vater wenden wir uns wieder dem Sohn zu. Was fällt rückblickend an diesem Kind auf? Er gibt sich eigentlich nicht als Kind, sondern von Anfang an als Sohn, obwohl er dafür zunächst noch zu klein ist. Seine Mutter wird ihn von früh an »Großer« nennen und er wird die damit verbundenen Verantwortungen übernehmen. Genau das wird seine späteren Beziehungen belasten, denn so groß ist er nun auch wieder nicht, dass er zusätzlich Verantwortung für mehrere Leben tragen könnte. So wird er in seinem späteren Leben immer wieder Mühe haben, Beziehungen im Gleichgewicht zu halten.

Bis dahin ist es aber noch weit. Das Kind, das überzeugt war, Flugzeuge vom Himmel schießen zu können, bleibt im Umgang mit anderen Kindern und erst recht mit Erwachsenen schüchtern. Als sein Großvater den 6-Jährigen beauftragt, die Kartoffeln zu bewachen, die für sein Lebensmittelgeschäft angeliefert wurden, kann er nur hilflos zusehen, wie große Jungen sich im Vorbeigehen immer wieder einzelne der wertvollen Kartoffeln in die Tasche stecken. Er ist viel zu klein, um den strengen Wächter zu spielen, er ist eigentlich ein ängstliches Vorschulkind, das in sozialen Auseinandersetzungen verständlicherweise nicht viel bewirken kann.

Den Erwachsenen, die seine Kindlichkeit nicht wahrnehmen, kann er am ehesten die Fähigkeit anbieten, sich Gedanken zu machen. Gerade dadurch wird aber auch seine Kindlichkeit aufrechterhalten. Das Erwachsensein ist ihm später antrainierte Pflicht, die er nicht wirklich erfüllen kann, immer wieder bricht die ungelebte Kindlichkeit oder danach eine wilde Jugendlichkeit durch. So wird es ihm mitunter schwer, das Leben realistisch zu sehen. Immer wieder zieht es ihn in andere Welten, in Fantasien, Gedanken, in Bereiche des Wissens oder der Kunst, vor allem aber zu den Büchern. In Begegnungen mit neuen Menschen stellt sich ihm immer wieder unmerklich die Frage: »Könnt Ihr vielleicht für mich Geschwister oder gar Eltern sein oder muss ich als euer großer Bruder Verantwortung für euch übernehmen?« Sehr spät, fast am zu erwartenden Ende seines Lebens, wird es ihm gelingen, diese Zusammenhänge zu verstehen und sich in seinen Beziehungen auf erwachsene Weise kompetent zu fühlen.

Anne meldet sich: »Im psychodynamischen Verständnis ist die zuletzt beschriebene Lebensepoche bekanntlich besonders wichtig und prägend für das, was sich schließlich als individuelle Persönlichkeit entwickelt. Mir als Frau fällt an dem Bericht auf, dass die wenigen vorhandenen und insbesondere die fehlenden Männer eine große Rolle als (fehlende) Beziehungsobjekte spielen, während die versorgenden Frauen eher selbstverständlich da sind, sodass von ihnen weniger die Rede ist. Offenbar fehlt den heranwachsenden Jungen das eigentlich Ödipale, die spannungsreiche Beziehung in dem Dreieck Mutter-Kind-Vater, speziell die Vorstellung einer bedeutsamen Beziehung zwischen den beiden Eltern (die das männliche Kind eifersüchtig machen und in die Auseinandersetzung mit dem Vater und schließlich in die Identifikation mit ihm) drängen würde.«
Er muss Annes Überlegungen zustimmen, ist aber davon wenig

begeistert. Er murrt: »Zu viel psychoanalytische Theorie fand ich schon immer schwer erträglich. Aber wahrscheinlich hast Du leider recht.«

Anne bemüht sich, ihn zu beruhigen: »Nicht nur die Jungen hatten es schwer. Stell Dir die Situation der Mädchen vor, die ohne väterlichen Schutz ihren frustrierten Müttern ausgeliefert waren und die es ebenfalls schwer hatten, sich eine liebevolle und solidarische Partnerbeziehung vorzustellen. Davon könnte ich zum Beispiel ein Lied singen. Liebe Grüße, Deine Anne«

Das Gymnasium

In der Volksschule wird er neben fünf Mädchen und drei Jungen seines Jahrgangs für das Gymnasium vorgeschlagen. Er besteht die Aufnahmeprüfung und findet sich in einer relativ kleinen Lateinklasse wieder; die Klasse ohne Latein hat etwa die doppelte Schülerzahl. Es handelt sich um eine Schule ausschließlich für Jungen, die Mädchenschule befindet sich in einem entfernten Stadtteil. Unterrichtet wird ausschließlich von männlichen Lehrpersonen, mehrere von ihnen wurden bei Kriegsende aus der bereits erfolgten Berentung zurückgeholt. Für die überwiegend vaterlos aufgewachsen Schüler beginnt eine interessante neue Erfahrung; hier sind es erstmalig Männer, die das Sagen haben.

Einige der Lehrer sind Großvaterfiguren, hier herrscht wechselseitiges Wohlwollen. Andere Lehrer sind jünger und merklich durch den Krieg geprägt, aus dem sie militärische Allüren mitgebracht haben (»In Linie zu einem Glied antreten, rechts um«). Der Klassenlehrer hat im Krieg eine Kopfverletzung erlitten, er ist oft eine Spur zu heftig, manchmal auch anhaltend erregt. Wenn es zu viel wird, schauen sich die Schüler aus den Augenwinkeln an und murmeln »Kopfschuss!«. Der Lateinlehrer ist ein meist freundlicher, kleiner Mann mit einem leicht dörflichen Dialekt; er wird später gelegentlich mit den Schülern ein Bier trinken gehen.

Von manchen, auch von ihm besonders geschätzt ist der Deutschlehrer, dem es nicht um Rechtschreibung geht, sondern um Themen der Literatur, der Geschichte, in späteren Jahren auch der Philosophie; eine freundliche, kluge Vaterfigur, die manche ins Herz geschlossen haben. Der Musiklehrer hingegen ist leicht zu manipulieren: Man muss beim Chorsingen nur kräftig danebensingen, um von den zeitaufwändigen Proben befreit zu werden. Der Biologieunterricht, der ihm besonders gut gefällt, erstreckt sich auch auf die Pflege der Pflanzen im Schulgebäude. So darf er oft während der Biologiestunde mit einer großen Gießkanne durch die leeren Flure laufen und die Topfpflanzen gießen, begleitet von dem Gemurmel aus vielen Klassenräumen und seinen Fantasien, was wohl gerade jetzt hinter den geschlossenen Türen geschieht.

Der Sportunterricht findet, da keine Turnhalle vorhanden ist, im Freien statt, stets militärisch beginnend mit dem Befehl des Sportlehrers: »In Linie zu einem Glied der Größe nach antreten«. Der erzählt auch gern Episoden aus seiner Zeit als Panzerfahrer. G. ist froh, dass er nicht der Allerkleinste ist, es kommen in der Aufstellung noch zwei Jungen nach ihm. Als er registriert, dass es mit ihm sportlich nicht weit her ist, entschließt er sich, morgens vor dem Unterricht eine Stunde Waldlauf zu machen und schließlich auch einem Sportverein beizutreten, wo er gleichsam heimlich das Laufen auf Mittel- und Langstrecken trainiert. Ein großer Sportler wurde nicht aus ihm, aber wenigstens ein ausdauernder Läufer, der später an etlichen Marathonläufen teilnahm und wiederholt in Begleitung seines jüngeren Bruders im Herbst lange Wanderungen in den Alpen absolvierte.

Dass die Studienräte des Gymnasiums mehr Hoffnungen auf die Kinder von Akademikern setzten, war naheliegend. Es lag ein Erwartungsdruck auf dem System Schule und der ließ nicht wenige Schüler scheitern. Bereits die Tatsache, dass ein Schüler einen Witz erzählt hatte, der auf das Thema Homosexualität anspielte, reichte aus, ihm den sofortigen Schulverweis anzudrohen, woraufhin er die Schule »freiwillig« verließ. Der Geist der noch weit entfernten 68er-Jahre, der zeigte, dass eine Solidarisierung von Gleichgesinnten vieles bewirken kann, war zu jener Zeit noch fest in der Flasche verkorkt und in der Provinz noch nicht einmal zu ahnen. Die Väter, die den Krieg überlebt hatten, galten noch nicht als Tyrannen; sie waren durch traumatisierende Kriegserfahrungen, durch den Verlust von Angehörigen, Ansehen und Besitz beschädigte Männer, deren Gebaren den später Geborenen oft unverständlich blieb und sie nicht überzeugen konnte. Es war fast schmerzlich, zu erleben, wie sie sich etwas vormachten und an Überzeugungen und Ordnungen festhielten, die es längst nicht mehr gab. Freilich wurde die Ablösung von elterlichen, speziell väterlichen und von amtlichen Autoritäten als notwendiger Entwicklungsschritt von Jugendlichen und jungen Erwachsenen erst viel später diskutiert, in der Provinz noch deutlich später als in der Großstadt.

Als er später einmal seinen Vater fragte, mit welcher Anrede er dessen Kollegen antworten sollte, der ihm eine Geburtstagskarte geschickt hatte, schlug der Vater vor: »Sehr geehrter Herr Präsident«. Er entgegnete: »So würde ich vielleicht den Präsidenten der Vereinigten Staaten anreden, aber nicht einen regionalen Vereinsvorsitzenden.« Nachdem er das gesagt hatte, fiel ihm ein, dass auch sein Vater stolz darauf war, Präsident von mehreren Gesellschaften zu sein. Als er sich endlich alt genug fühlte, über solche Themen zu diskutieren, war sein Vater schon einige Jahre tot. Offenbar muss jede Generation einen Schritt weiter gehen als die vorige und so wurde ihm zu jenem Zeitpunkt deutlich, dass es mittlerweile bereits um ganz andere Themen ging, zum Beispiel darum, dass Frauen und Männer zunehmend gleiche Rechte beanspruchten – etwas, das sich in seinen jungen Jahren noch niemand vorstellen konnte.

Adoleszente Entwicklungsschritte

In dem saarländischen Gymnasium sind viele Lehrer konservativ und deutsch-national, man hofft auf eine Wiedervereinigung mit der Bundesrepublik Deutschland. Bei einer politischen Veranstaltung auf dem Schulhof lässt der stellvertretende Direktor eine Deutschlandfahne hissen und ruft: »Steige empor, deutsche Flagge, und zeige, dass hier deutsch gedacht und gelehrt wird.« Ihm erscheint dieses Pathos schwer erträglich und so ist er bei einer Probeabstimmung in der Klasse der Einzige, der für eine europäische Lösung votiert, in der das Saarland mit den Nachbarregionen Lothringen und Luxemburg zusammengelegt werden soll, damit dort die europäische Verwaltung angesiedelt werden kann. Freilich siegen bei der nachfolgenden Volksabstimmung die eindeutig deutschen Parteien und die Region wird schließlich zu einem weiteren Land der Bundesrepublik Deutschland, freilich eines, das nach seiner Einschätzung immer etwas randständig und bescheiden bleibt. Im Protest dagegen verharrt er in der Vorliebe, seine Urlaube weiterhin im Land der Besatzer, in Frankreich, zu verbringen, und ist stolz, als ein Franzose zu ihm sagt: »Vouz parlez francais comme un belge«. Erst später erfährt er, dass das belgische Französisch in Frankreich als miserabel gilt.

Die außerschulischen Aktivitäten der Schüler sind zunächst auf ihresgleichen zentriert. Fußball spielen nach Schulschluss ist obligat, eine Freundin hat zunächst noch keiner. Die Mädchen werden mit einem gewissen Interesse aus der Ferne beobachtet. Die Tanzstunde, an der die ganze Klasse teilnimmt, verändert alles. Um tanzen zu lernen, müssen die Jungen ihren rechten Arm um die Taille des Mädchens legen und mit der linken Hand die rechte Hand des Mädchens fassen. Gelegentlich schiebt der Tanzlehrer unter der Parole »Strom einschalten« zwei zu weit voneinander entferntem Körper ruckartig zueinander. Bei diesen ungewohnten und aufregenden Begegnungen fließt der Schweiß in Strömen, die Füße stolpern auf der Suche nach dem Takt umher. Aus Erzählungen der Älteren weiß man, dass man sich als Junge rechtzeitig um eine Schlussball-Dame bemühen muss. Zu diesem aufregenden Ereignis sind auch die Eltern eingeladen.

Danach ist vieles anders. Ab jetzt gibt es offizielle Kontakte zu der Kategorie Mädchen, die man dann als Einzelperson auch im Schwimmbad treffen oder zum Geburtstag einladen kann. Aber eigentlich ist es die Clique, die man sucht. Dass manche Jungen eine »feste« Freundin haben, wird von den übrigen mit einer Mischung von Skepsis und Beneiden betrachtet. Der Erste, der eine solche feste Freundin hat, liest den Klassenkameraden in der Pause seine teils englisch, teils deutsch formulierten Liebesbriefe vor. Dass diese Freundin einige Zeit später mit einem anderen Verehrer gesehen wird, bestätigt die Schüchternen in ihrem Zweifel an dem Projekt »Feste Freundin«. Sie finden es ohnehin besser, etwas in Cliquen zu unternehmen, zum Beispiel gemeinsame Radtouren oder Wanderungen zu unternehmen oder auch gemeinsam an einem Roman zu schreiben – ein Projekt, das verheißungsvoll begann, aber angesichts der sehr unterschiedlichen Autoren inhaltlich doch schwer verständlich blieb und letztlich unabgeschlossen aufgegeben wurde.

Ein früher Lebensentwurf

In der chinesischen Meditationstechnik des Tai Chi wird auch eine Übung des behutsamen Rückwärtsgehens in der freien Natur vorgeschlagen. Es ist erstaunlich, wie intensiv man die Welt aus dieser Perspektive erlebt: das bereits Bekannte vor Augen und auf das Unbekannte vorsichtig rückwärts schreitend zugehen. Auch psychotherapeutische Bemühungen beihalten ein solches Sich-rückwärts-Bewegen, den Blick auf das Zurückliegende, früher Erlebte und bisher Prägende gerichtet; die Bewegung aber geht in Richtung des Unbekannten, das man zunächst nur erahnen kann.

Manche Menschen heben immer wieder vieles aus ihrem Lebensalltag auf und werden dadurch in die Lage versetzt, gleichsam rückwärts schreitend ihrem früheren Ich zu begegnen. Auch unser Protagonist hatte immer schon die Tendenz, vieles aufzubewahren. So fand er in seinen mittleren Lebensjahren in einer Schachtel auf dem Dachboden auch eigene Schulhefte und darin einen Aufsatz, den er als 14-Jähriger im Deutsch-Unterricht geschrieben hat:

»Wie ich mir mein Leben vorstelle.
Obwohl ich noch ziemlich weit davon entfernt bin, ein selbstständiges Leben zu führen, mache ich mir doch schon eine genaue Vorstellung davon. Da käme zuerst der Beruf, denn ohne etwas zu verdienen, kann man nicht leben. Mir wäre am liebsten etwas Naturwissenschaftliches wie Geologie oder Biologie. Es soll gerade so viel einbringen, dass man davon in Ruhe leben kann, und muss außerdem Abwechslung ermöglichen. In einem Beruf, bei dem man stets an den selben Ort und die gleiche Tätigkeit gebunden wäre, hielte ich es nicht aus. Nachdem ich nun einen sehr schönen Beruf habe, schaffe ich mir ein Auto und eine Schmalfilmkamera an und durchforsche damit in den

> Ferien unseren Kontinent. So werde ich nebenher noch Kulturfilmproduzent. Das verdiente Geld spare ich mir auf für eine große Reise. Bei günstiger Gelegenheit werde ich dann heiraten und meinen Vater zum Großvater machen.
> Wenn ich endlich genug gespart habe, nehme ich mir einige Jahre Ferien und gehe auf meine große Weltreise, denn ich will nicht von der Erde gehen, ohne sie ganz gesehen zu haben. Ich durchquere also Asien, komme nach Australien, fahre von hier aus mit dem Schiff nach Feuerland und durchquere dann Süd- und Nordamerika bis nach Alaska. Dann fahre ich wieder nach Hause. Afrika hoffe ich schon früher besuchen zu können, denn dort habe ich schon einen Korrespondenten, der mich eingeladen hat, ihn zu besuchen.
> Jetzt ist die Hauptsache geschafft und ich werde pensioniert. Ich baue mir ein Haus an der Meeresküste und mache Professor Piccard Konkurrenz, indem ich die Lebewesen des Meeres erforsche. Außerdem eröffne ich ein großes Museum, in dem alles zu sehen ist, was ich von meinen Forschungsreisen mitgebracht habe.
> Jetzt bin ich im Greisenalter angelangt und mein Lebenswerk wird von meinen Enkeln weitergeführt. Das war mein Lebensplan, er hat aber einen Haken: Wenn ich nicht im Lotto gewinne oder keine Millionärstochter heirate, wird er nur schwer realisierbar sein.«

So weit der Lebensentwurf des 14-Jährigen. Wenn er das heute liest, fällt ihm die grandiose Zielsetzung auf, die wohl schon damals nicht ganz ernst gemeint war: die ganze Welt einschließlich der verborgenen Unterwasserwelt studieren und wissenschaftlich erfassen. Der realistische Einwand lautete: Das ist unbezahlbar, und die ironisch gemeinte Lösung, eine reiche Frau zu heiraten, kam leider oder gottseidank auch nicht zustande. So wird in der Lebensbeschreibung zu prüfen sein, wie es dem Schreiber tatsächlich ergangen ist.

4 Faszination des Fremden

Ein Blick ins Paradies

In seinem 13. Lebensjahr werden seine Eltern von einem befreundeten Ehepaar (Berufskollegen des Vaters) eingeladen, mit ihnen und mit einem weiteren Paar in deren Autos an die französische Mittelmeerküste zu fahren. Dieses Ereignis vermittelt ihm nicht nur einen ersten unauslöschlichen Eindruck des Südens, sondern auch einen Einblick in eine ihm bis dahin unbekannte Familie und deren Streitigkeiten, die in deren relativ kleinem Auto und der behelfsmäßigen Urlaubsbehausung nicht zu überhören sind.

Die Ferienwohnung war eigentlich eine Autowerkstatt bzw. eine leerstehende Garage, die durch Tücher in drei Abteilungen aufgeteilt war: Hier konnten die drei Familien schlafen. Auf dem Dach der Garage waren Klapptische und Liegestühle aufgestellt. Hier konnte man sich sonnen oder die mitgebrachten Lebensmittel verzehren, Letzteres war freilich nicht unproblematisch: Viele der mitgebrachten und zu Hause gefüllten Dosen erzeugten beim Öffnen heftige Zischgeräusche, was bedeutete, dass der Inhalt bereits im Zustand der Gärung und daher ungenießbar war. Da musste das ebenso preiswerte wie köstliche französische Weißbrot die Kalorien liefern. Die Kinder waren ohnehin an nichts anderem interessiert als daran, endlich ans Meer zu kommen, wozu man, nicht ganz gefahrlos, die Gleise der Fernbahn überqueren musste. Die Frauen nahmen neben der Garage ihr Sonnenbad, bis sie krebsrot wurden. Die Männer nutzen die beruflichen Kenntnisse ihres Vermieters, der eigentlich eine Autowerkstatt betrieb, und hoben mithilfe einer Kettenvorrichtung und viel Begeisterung den Motor aus ihrem Auto und ölten dessen Kleinteile. So waren alle Beteiligten tagsüber alters- und geschlechtsspezifisch beschäftigt, ehe sie sich abends fein anzogen, auf der Strandpromenade der benachbarten großen Stadt spazierten und aus dem Staunen über so viel Luxus in den Geschäften und modischen Glanz bei den Flanierenden nicht herauskamen.

An dem wenig besuchten Steinstrand nahe bei dem Werkstatt-Hotel gelang es dem Jungen erstmals, mithilfe einer simplen Unterwasser-Brille zu sehen, was sich in der Tiefe abspielt, wie das Sonnenlicht sich bricht, wie die Unterwasser-Pflanzen sich im gleichen Rhythmus wiegen und Schwärme von kleinen Fischen vorüberhuschen. Hier gelang es ihm, Seesterne und Muscheln heraufzuholen und sie in ihrem Garagen-Hotel zu verstecken, um sie bei der Heimfahrt in das Auto zu schmuggeln.

Was ihm allmählich bewusst wurde, war die Tatsache, dass jenseits der ihm bis dahin vertrauten Welt seines Zuhauses – einer im Krieg weitgehend zerstörten Industrieregion – und der Alpenlandschaft, in der sie evakuiert waren, wunderbare weitere Welten existierten: das weite Meer und seine geheimnisvoll stille Unterwasserwelt in der blaugrünen Tiefe; aber auch die an seinen Ufern liegenden reichen Städte mit fantastischen Gebäuden, Alleen von Palmen, weiten Plätzen, umsäumt von Cafés, Restaurants und prunkvollen Hotels, vor deren Türen fantasievoll gekleidete Portiers standen, die neu ankommende Gäste in die Hotelhalle geleiteten. Alles das war eingebettet in die Wärme und das Licht des Südens und darüber hinaus in seine Vorstellung von abendländischer, speziell römischer Vorgeschichte, deren Spuren man auf Schritt und Tritt begegnen konnte. Diese Eindrücke waren für ihn so außerordentlich faszinierend, dass er sich lange Zeit keinen anderen Sehnsuchtsort vorstellen konnte und daher auch später immer wieder in die Mittelmeerregion zurückkehrte, wo er nach und nach zahlreiche Küstenregionen und viele Inseln kennenlernte.

Der Erzähler wendet sich an die Kommentatorin, die sich seit längerem in Schweigen hüllt: »Liebe Anne, ist bei Dir alles in Ordnung, geht es dir gut? Ich habe lange nichts von Dir gehört, beste Grüße, G.«

Anne schreibt ihm: »In Deine Schilderungen des Nachkriegselends mischt sich für mich etwas gebrochen Großbürgerliches. Man reist an die Cote d'Azur und schlendert durch das feudale Cannes, wenngleich man am Stadtrand in einer Auto-Garage auf einem Matratzenlager nächtigt und sich von mitgebrachten Konserven ernährt. Wer sind diese Menschen wirklich? Liebe Grüße, A.«

Er antwortet umgehend. »Du hast völlig recht: Die Nachkriegszeit ist voller Widersprüche. Aber ohne die sehr primitive (und daher bezahlbare) Garagenunterkunft hätte man die südliche Traumstadt und ihre Strände nicht erleben können. Ich habe daraus gelernt, dass man jedes Ziel realisieren kann, wenn man sich in seinen Ansprüchen bescheidet. Ich fürchte, ich werde Dir noch mehr solcher Beispiele zumuten müssen,

beste Grüße, Dein G.«

Gestrandet in der Fremde

Irgendwann war es so weit gekommen, dass der Vater nicht nur eine Anstellung bei der Behörde erhielt, sondern sich allmählich zu einer leitenden Stellung hocharbeitete. Er kaufte ein französisches Auto, mit dem die Familie im Stil der Zeit sonntags Ausflüge und in den Ferien Reisen in benachbarte Regionen von Rhein und Mosel unternahm. Sein Bruder und er waren davon mäßig begeistert, weil die Ziele eher lehrreich als unterhaltsam für sie waren und die in mehreren Autos mitfahrenden Erwachsenen endlos lange in einem Gasthof sitzen, Wein trinken und Fachgespräche führen konnten, an denen die Kinder wenig Anteil hatten.

Dramatischer Höhepunkt – oder Tiefpunkt – der familiären Auto-Begeisterung wurde allerdings eine Reise quer durch Frankreich mit dem Ziel eines kleinen Beamten-Hotels an der Cote d'Azur. An die Tatsache, dass der Vater im Krieg ein Auge verloren hatte und im räumlichen Sehen beeinträchtigt war, hatten sich alle inzwischen gewöhnt, und so machte man sich in einem urlaubsmäßig vollgepackten Auto auf die Reise zu dem etwa 1000 km entfernten Ziel.

Beim Durchfahren einer endlos langen Baustelle im Rhonetal geschah es freilich, dass das Auto mit seinem rechten Vorderrad einen am Rand der Baustelle liegenden Gesteinsbrocken erwischte, der den Reifen von der Felge schlug, sodass das Auto nach rechts ausbrach, sich auf einem Acker überschlug und einen Totalschaden erlitt. Das geschah zu einer Zeit, als Autos noch nicht selbstverständlich mit Sicherheitsgurten ausgestattet waren. Die Eltern hatten Rippenbrüche und Schnittverletzungen und mussten in ein Krankenhaus eingeliefert werden. Ein französischer Autofahrer bot den Eltern an, die beiden Kinder so lange zu versorgen, bis die Eltern aus dem Krankenhaus entlassen werden könnten.

So fuhren mein Bruder und ich mit den fremden Leuten in ein kleines Dorf in einer Weinregion, wo unser Gastgeber als Lehrer tätig war und mit Frau und zwei kleinen Kindern lebte. Der Lehrer konnte sich ein wenig auf Deutsch verständigen, seine Frau und die Kinder sprachen nur Französisch. Ich konnte einiges verstehen, aber mein Wortschatz war gering. Der Lehrer zeigte uns die Weinberge des Dorfes und berichtete, dass man jetzt vor der Weinernte einen Schlangenjäger eingestellt habe, dessen Aufgabe es war, eine besonders giftige Art von Schlangen zu fangen und zu töten, damit bei der Weinlese niemand gebissen wurde. Mein kleiner Bruder und ich bewegten uns fortan sehr vorsichtig in dem Gelände, ohne allerdings einer Schlange zu begegnen.

Was uns im Alltag der Familie besonders beeindruckte, war die Beobachtung, dass man die Mahlzeiten ganz anders gestaltete als wir es gewohnt waren. Zuerst wurde ein längeres Gebet gesprochen, was bei uns zu Hause nicht üblich war. Dann bekam jeder eine große Tomate, die er selbst schneiden und würzen durfte, ehe er sie aß. Danach wurde ein warmes Gemüse und zum Abschluss etwas Käse gereicht. So staunten wir, dass man auch auf andere Art essen kann als wir es gewohnt waren. Ich weiß nicht mehr, wie lange wir dort bleiben durften/oder mussten. Irgendwann wurden wir in den Zug gesetzt, der uns nach Hause brachte. Wir waren froh, wieder daheim zu sein und enttäuscht, dass die erhofften Tauchabenteuer im Mittelmeer nicht stattgefunden hatten. Vor allem hatte meine selbstgebastelte Vorrichtung, mit der ich versuchen wollte, Fotos unter Wasser zu machen, den Unfall nicht überstanden. Zugleich musste man froh sein, dass alle vier Personen lebend davongekommen waren.

Der algerische Korrespondent

Da nun schon das Interesse an fremden Kulturen geweckt war, traf es sich gut, dass in der Schule vorgeschlagen wurde, mit Schülerinnen und Schülern anderer Länder Briefe zu wechseln. Ich bekam die Adresse einer Argentinierin, mit der ich Briefe in Englisch wechselte, was nicht uninteressant war, aber sich doch auch etwas mühsam gestaltete. Mein zweiter Korrespondent lebte in Algerien, wir schrieben uns auf Französisch. Dessen Berichte faszinierten mich von Anfang an. Er berichtete vom Umbruch und Aufruhr in seiner Heimatstadt. Es ging darum, dass die Politiker übereingekommen waren, die Franzosen, die seit über 100 Jahren dort lebten, wieder nach Frankreich umzusiedeln und das Land den Algeriern zu übergeben. Das war offenbar sehr umstritten und in diesem Zusammenhang kam es zu heftigen Auseinandersetzungen. Mein Korrespondent, den ich ab sofort als meinen Freund ansah, berichtete, es sei ihm gelungen, einen Blumentopf gegen das Auto des verräterischen französischen Generalbevollmächtigten zu schleudern, der die Umsiedelung der algerischen Franzosen organisierte. Daraufhin beschloss ich, in den nächsten Schulferien dorthin zu fahren und den neuen Freund in seinem gerechten Kampf zu unterstützen.

Freilich schaltete sich hier mein Vater ein und richtete eine Anfrage an den französischen Botschafter, der ihm dringend davon abriet, einen 14-Jährigen in eine Region reisen zu lassen, in der aktuell bürgerkriegsartige Zustände herrschten. So blieb mir nur, den Freund aus der Ferne moralisch zu unterstützen. Allerdings musste sich dessen Familie schließlich den politischen Gegebenheiten beugen und in das französische Mutterland übersiedeln, wodurch der Briefkontakt abriss. Bei späteren Reisen in Frankreich lernte ich das soziale Elend dieser Umgesiedelten kennen.

Erst Jahre später, als ich mich mit der Geschichte der Kolonialisierung beschäftigte, wurde mir deutlich, wie europäische Völker schon seit Columbus' Zeiten nicht nur Afrika, sondern die Länder Südamerikas und Asiens ausgeraubt, ihre Kulturen zerschlagen, die Bodenschätze ausgebeutet und die Einwohner ins Elend getrieben hatten. Als ich später einmal durch eine Wüstengegend Nordafrikas reiste, stieß ich zu meiner Überraschung in einer felsigen Gegend auf ein Schwimmbad. Später las ich, dass das Militär der ehemaligen Kolonialmacht hier ein uraltes Quellenheiligtum in ein Schwimmbad für ihre Soldaten umgewandelt hatte, jetzt stand es den TouristInnen zur Verfügung, die sich hier im Bikini und in Badehose sonnen konnten. Mir wurde deutlich, wie lange es dauern kann, bis man die kritiklos aus der eigenen Soziokultur übernommenen Überzeugungen infrage stellt und sie als dringend korrekturbedürftig erlebt.

In dem vorausgegangenen Abschnitt ist schon angeklungen, dass alles Fremde eine starke Faszination für ihn als Jugendlichen besaß. Die ersten Reiseberichte, die er mit großem Interesse gelesen hatte, stammten von F. Mühlenweg (1950a, b). Dieser berichtet unter anderem über eine Expedition, die er zusammen mit Sven Hedin durch die Wüste Gobi realisiert hatte. In dieser chinesischen und mongolischen Region siedelte er einige Romane an (»Großer Tiger und Kompassberg«, »Null Uhr fünf in Urumtschi«, »Das Tal ohne Wiederkehr«). Sie handeln von einem deutschen Jungen und seinem chinesischen Freund. Beide leben in Peking, wo sie unter Kriegsbedingungen von ihren Familien getrennt werden und eine weite, gefährliche Reise durch die Mongolei machen müssen, um wieder nach Hause, nach Peking, zurückzufinden. Am meisten beeindruckte mich der unterschwellige Humor, mit dem insbesondere die Mongolen beschrieben werden. Lange Zeit versuchte ich als Jugendlicher mich mit einer solchen Haltung zu identifizieren, und auch später schien mir diese asiatische Gelassenheit als eine ideale Bewältigungsstrategie für fast alle Lebensschwierigkeiten.

Als ich sehr viel später ein anderes der liebsten Abenteuerbücher meiner Kindheit an meinen damals 13-jährigen Enkel weitergab, äußerte der sich freilich recht kritisch über das beschriebene Geschehen, das mir in seinem Alter nicht aufgefallen war. Geschildert wurde, dass niederländische Seefahrer im 19. Jahrhundert nach einem Sturm, der sie vom Kurs abgebracht hatte, halb verhungert auf einer südlichen Insel gelandet waren. Sie trafen dort auf viele exotische Tiere, Riesenschildkröten, Echsen, große Laufvögel, die sie leicht fangen, töten, braten und aufessen konnten; danach dankten sie Gott für dieses Festmahl, das sie vor dem Hungertod bewahrte.

»So etwas geht aber gar nicht«, sagte mein Enkel mit einer gewissen Strenge. »Diese seltenen Tiere stehen alle unter Naturschutz!« Mir wurde klar, dass ich mir als kindlicher Leser darüber keine Gedanken gemacht hatte (und die Naturforscher jener Zeit auch nicht). Ein dankbares Gefühl, dass es offenbar doch einen Fortschritt gibt und die Enkelgeneration sich ernsthafte Gedanken über unerledigte wichtige Themen macht, kam in mir auf.

Ein vorläufiges Fazit

Eine Zielsetzung, die ihn von kleinauf beschäftgte, beinhaltet ein drängendes Verlangen, vieles von der Welt zu sehen und dabei verborgene Zusammenhänge zu verstehen. Das Meer war der erste Ort des Verborgenen, zu dem es ihn immer wieder hinzog, in das er eintauchte und darin Schätze zu finden hoffte.

Danach wandte sich sein Interesse dem Unterirdischen zu, in dem er Relikte der Vergangenheit, zum Beispiel Gestein von Vulkanausbrüchen oder Ziegel aus der Römerzeit, suchte und auch immer wieder fand.

Von da aus ist es ein symbolischer Schritt, der es ihm ermöglicht, das Verborgene nicht länger nur in der Tiefe des Meeres oder der Erde zu suchen, sondern auch im Verborgenen der menschlichen Persönlichkeit, in seinen Träumen und unbewussten Fantasien. Hier laufen nun viele Linien zusammen: das Biologische des Menschen, das Körperliche, das animalisch Triebhafte, aber auch die soziologisch und psychologisch verstehbaren Aspekte seines Lebens und seine geschichtliche und kulturelle Einbindung. In alle diese zunächst verborgenen Bereiche eines Menschenlebens kann man – zum Beispiel als Psychotherapeut – gemeinsam mit seinen Patienten eintauchen und versuchen, das Heutige zu verstehen, indem man die Spuren des Vergangenen betrachten und verstehen lernen.

Während diese Erinnerungen und Überlegungen auftauchen und vom Stolz auf die eigene Aktivität begleitet sind, stellt sich zugleich eine Stimmung ein, die sich wie eine Regenwolke am Horizont ausbreitet, eine zunächst diffuse, allmählich deutlicher werdende, depressiv-resignative Verfassung. Sie lässt ihm wichtige Mitmenschen auftauchen und stellt die Frage, wieso diese so wenig Interesse an dem zeigen, was ihn beschäftigt, während ihm umgekehrt immer wieder die Probleme der anderen angetragen werden und er sich als geduldiger Zuhörer damit beschäftigt. Was würde ein Therapeut denken, wenn ihm sein Patient diese Situation beschreiben würde? Vielleicht würde er ihn an das erinnern, was er alles zuvor mit narzisstischem Stolz beschreiben hat: seine Fähigkeit, die Dinge seines Lebens selbst in die Hand zu nehmen und Themen der regressiven Bedürftigkeit gar nicht erst aufkommen zu lassen. In seiner Selbstschilderung ist er niemals das allein gelassene Kind, sondern bleibt scheinbar unbeirrbar und autonom in sich ruhend und stets bereit, sich um andere zu kümmern – eben ein typischer Therapeut.

Aber was tut ein Psychotherapeut, wenn sich der Patient in ihm selbst meldet? Dann spürt er, dass es auch in ihm etwas zu betrauern gibt: Er musste schon immer der Große sein, der unkindlich vernünftig handelte und Verantwortung übernahm, für sich, für andere, für die gemeinsame Meisterung schwieriger Situationen in der Familie. Das war zugleich eine narzisstische Genugtuung und sein Beziehungsangebot: jemand sein, der sich selbstlos um andere kümmert und für sich selbst allein sorgen kann. Freilich liegt darin auch das Risiko, dass man sich selbst überfordert und das Risiko trägt, enttäuscht und erschöpft zurückzubleiben, wenn andere sich so wenig um seine Belange kümme

Ein typisches Dilemma: So geht es auf Dauer nicht und anders geht es noch weniger; zugleich ein Risiko für unproduktive Lösungsversuche: alles hinwerfen, resigniert aufgeben, sich von den anderen zurückziehen und sie entwerten. Eine solche Mischung aus narzisstischer Gekränktheit und Enttäuschungsärger würde sich besonders ungünstig auf alle Beteiligten auswirken, das ist ihm klar, und so bemüht er sich, dem stets frühzeitig und ernsthaft zu begegnen.

Solche Überlegungen können dadurch entlastend wirken, dass sie etwas anderes an die Stelle der narzisstischen Enttäuschung treten lassen, etwa ein Verständnis für das Zusammentreffen der spürbar gewordenen eigenen Bedürfnisse und den so ganz anderen Interessen der Mitmenschen: Es gibt das Gegenüber und seine Interessen, es gibt mich und meine Bedürfnisse, und es gibt unser beiderseitiges Anliegen, unsere Beziehung durch diese Spannung nicht nachhaltig zu beschädigen. Das sind Themen, die viele Psychotherapie-Patienten und auch ihre Therapeuten beschäftigen.

5 Aufbruch in neue Welten

Ein Studium beginnen

Das Abitur ist, trotz großer Befürchtungen, irgendwann geschafft. Der Lieblingslehrer fragt ihn, ob er sich vorstellen könne, in der Abschlussfeier die Festrede zu halten. Er antwortet: »Ich sitze, solange ich denken kann, immer in der letzten Reihe, ganz hinten rechts, und höre zu. Bei der Vorstellung, nach ganz vorne zu gehen und von der Bühne zu einem Publikum sprechen zu müssen, bekomme ich Suizidgedanken.« »Na na!«, sagt der Lehrer, »dann lassen wir das erst mal.«

Nach diesem Ereignis und dem endgültigen Abschied von der Schule breitet sich Leere aus. Mehrere Mitschüler seines Jahrgangs schreiben sich in technischen Universitäten ein und beginnen ein Ingenieursstudium. Sie können nicht ahnen, dass es wenige Jahre später in ihrer Region keinen Bedarf mehr für Ingenieure im Bergbau und der Stahlindustrie geben wird. Die Ära der Schwerindustrie, die seine Heimatregion rund 200 Jahre lang geprägt hatte, wird schlagartig zu Ende gehen.

Vorläufig aber gibt es in seiner Heimatstadt noch ein Krankenhaus für Bergleute und eines für Hüttenarbeiter. Dort absolviert er als Voraussetzung für sein Medizinstudium sein praktisches Jahr. Die verunglückten Arbeiter, die dort behandelt werden, beeindrucken ihn durch ihre Persönlichkeiten, ihren Humor, den sie sich trotz schwerer Verletzungen bewahrt haben. Freilich fällt es ihm selbst schwer zu begründen, warum er sich für ein Medizinstudium eingeschrieben hat. Er hört nebenbei Psychologie-Vorlesungen, aber diese scheinen ihm zu jener Zeit merkwürdig weltfern, wie eine blasse Philosophie.

Nach einem lustlos und mühsam bewältigten Vorphysikum, dessen Prüfungsfächer nach seiner Einschätzung wenig mit Medizin zu tun haben, weitet sich der Blick in Richtung auf die biologischen und speziell physiologischen Grundlagen von körperlicher Krankheit und Gesundheit des Menschen. Das abschließende Physikum kann er nach einem sportlich genommenen Lern-Marathon gut bewältigen. Dazu hatte er sich ein Belohnungssystem ausgedacht: Für jedes absolvierte Quantum Physikum-Lernstoff darf er in der Uni-Bibliothek ein nichtmedizinisches Buch seiner Wahl lesen. Seine Wahl fällt auf ein umfangreiches Buch über die Entwicklungsgeschichte der abendländischen Musik und eines über Jungianische Psychologie, die er beide im Wechsel durcharbeitete. Es beruhigte ihn zu wissen, dass es neben der Medizin viele andere interessante, womöglich viel spannendere Sachgebiete gibt. Freilich fürchtete er zurecht, dass man davon nicht leben kann.

Schließlich bildete er zusammen mit einem iranischen Studenten und zwei einheimischen Studentinnen seines Semesters eine Arbeitsgruppe, in der es bald seine Aufgabe war, den sehr umfangreichen Lernstoff für das Physikum zu strukturieren und die drei anderen abzufragen. Dadurch lernte er insbesondere, sich in die Situation des jeweiligen Prüfers zu versetzen, was ihm in der Prüfung sehr zugute kam: Er geriet nicht in Panik, wenn er etwas nicht wusste, sondern überlegte, wie der Prüfer ihm weiterhelfen könnte. So gelang es ihm, das Physikum recht gut zu bestehen. Allerdings erlebte er am Beispiel von Studienkollegen auch, dass manche von ihnen angesichts der Fülle von Prüfungsstoffen eine solche Prüfungsangst entwickelten, dass sie außerstande waren, in der konkreten Prüfungssituation ihr Wissen abzurufen, und glatt durchfielen.

Anschließend fertigte er in der Psychiatrischen Klinik eine Doktorarbeit an, mit der er aber selbst nicht zufrieden war. Es schien ihm wenig überzeugend, mit welch schlichter Methodik die Wirkung der damals neu entwickelten psychotropen Medikamente untersucht wurde. So nahm er sich vor, solche oder ähnliche Aufgaben später einmal ganz anders anzugehen.

Geld verdienen

In seiner Arbeitsgruppe besaßen seine beiden Studienkolleginnen und der persische Kollege ein Auto, das ihnen ihre Eltern finanziert hatten. In seiner Familie war das nicht üblich und wäre unter den gegebenen Bedingungen auch nicht möglich gewesen. So beschloss er, in den Semesterferien zu arbeiten, um sich von dem Verdienst ein Motorrad zu kaufen. Seine erste Tätigkeit war die eines Bauhelfers an einem Neubauprojekt, er brauchte morgens lange, um die weit außerhalb liegende Baustelle mit dem Fahrrad zu erreichen, und tat sich anfangs schwer mit der Mentalität der dort Beschäftigten: Der Vorarbeiter drängte alle, schnell voranzukommen, und die Hilfsarbeiter versuchten, sich so wenig wie möglich zu verausgaben. Der abseits der Stadt gelegene Neubau nahm nur sehr langsam Kontur an. Diese Arbeitswelt gefiel ihm nicht besonders und er schaute sich nach anderen bezahlten Tätigkeiten um.

In den folgenden Semesterferien fand er Arbeit in der nahe gelegenen Molkerei, wo er die meiste Zeit volle Milchflaschen vom Band nehmen und in Kästen einordnen musste. Hier lernte von den Arbeitskollegen, dass man entweder im Akkord arbeitet oder gar nicht, indem man sich zum Beispiel in den Aufzug zurückzieht und die Stopp-Taste drückt.

Die nächste Aushilfstätigkeit war bereits deutlich interessanter: Er bediente am Samstag- und Sonntagnachmittag die Gäste eines noblen Hotels auf der Terrasse, darunter viele amerikanische Armee-Angehörige mit ihren Familien und alte Damen mit ihren Hündchen. Die Amerikaner zahlten am liebsten in Dollar und waren großzügig bei der Umrechnung in D-Mark. Freilich war er bei dieser Tätigkeit in ständiger Bewegung, wie ein Langstreckenläufer und abends so ausgetrocknet, dass er bereits auf der Heimfahrt einen Teil seines Verdienstes in Getränke umsetzen musste.

Einen anderen Job fand er bei den Stadtwerken seines Heimatortes, die ihn in den Semesterferien als Ableser für Elektro-, Gas- und Wasseruhren einstellten. Er bekam ein großformatiges Buch und ihm wurde für jeden Arbeitstag ein Bezirk mit einer bestimmten Anzahl von Haushalten zugewiesen. Das großformatige Buch hatte Stahlecken, die angeblich zur Abwehr bissiger Hunde geeignet waren. So ausgerüstet, muss er an jeder Haustür des jeweiligen Bezirks klingeln, sich als Vertreter der Stadtwerke vorstellen und bitten, ihm die entsprechenden Uhren zu zeigen bzw. freizuräumen, damit er den aktuellen Stand feststellen konnte.

In bürgerlichen Bezirken war das kein Problem, manche der Hausfrauen freuten sich über den Besuch eines jungen Mannes und boten ihm einen Kaffee an. Jedoch in den Randgebieten, wo sozial schwache Menschen in barackenähnlichen Unterkünften lebten, konnte es geschehen, dass er als Vertreter der herrschenden Klasse von Angetrunkenen beschimpft und von ihren großen Hunden angeknurrt wurde, ehe man ihm die Bodenklappe zeigte, durch die er mit einigem Unbehagen hinabsteigen und im dunklen Keller nach den abzulesenden Uhren suchen musste. Insgesamt fand er aber diesen Einblick in die

Bandbreite der Gesellschaft so unglaublich interessant, dass er sich bei einer Firma bewarb, die bei repräsentativen Bevölkerungsstichproben Umfragen durchführte. Leider wurde er jedoch als Student wegen seiner wechselnden Aufenthaltsorte nicht genommen.

Die nächste bezahlte Tätigkeit war bereits medizinspezifisch, er stellte sich einer Uni-Klinik als Versuchsperson für zu prüfende neue Pharmaka zur Verfügung. Nach Einnahme des zu testenden Medikaments (meist Psychopharmaka) musste er Tests ausfüllen und Rechenaufgaben lösen. Geblieben ist ihm eine irrationale Abneigung gegen Psychopharmaka, er hat nie welche verschrieben und schon gar keine selbst eingenommen.

So arbeitete er weiterhin in diversen Bereichen, die neben dem Studium möglich sind, so lange, bis der gesparte Verdienst es ihm erlaubte, ein kleines Motorrad zu kaufen. Die erste Fahrt ging – wohin sonst? – ans Mittelmeer. Ein früherer Klassenkamerad begleitete ihn auf seinem Moped. Als Ziel hatten sie auf der Landkarte eine Region an der westlichen Mittelmeerküste ausgemacht, die geheimnisvoll unbewohnt wirkte. Es war, wie sie bei der Ankunft feststellen, eine völlig menschenleere Dünenlandschaft, hier schlugen sie ihr Zelt auf. Bei Sonnenuntergang erhoben sich allerdings blaugraue Wolken aus den Gewässern, es waren Millionen von Moskitos, denen man nur entkam, wenn man das Zelt von innen verschloß und ununterbrochen Pfeife rauchte. Nun war klar, warum die Region auf der Landkarte so leer erschien, sie war für Menschen und Tiere gänzlich unbewohnbar. Erst etliche Jahre später gelang es der Regionalverwaltung, die Sümpfe trockenzulegen und die Stechmücken auszurotten, sodass dort, wie er später feststellen konnte, moderne Ortschaften mit eindrucksvollen Yachthäfen, Hotels und Campingplätzen entstehen konnten.

Aufbruch ins Unbekannte

Nach bestandenem Physikum beschloss er, die kleinstädtische Universität zu verlassen, etwas Neues zu wagen und nach Köln zu wechseln, wo bereits sein Vater Jura studiert hatte und immer begeistert davon erzählte. Aber mit Köln und den Kölnern konnte er in keiner Weise warm werden. Der rheinische Frohsinn zur Karnevalszeit wirkte geradezu deprimierend auf ihn und das Vereinsleben in der Studentenverbindung, der schon sein Vater angehört hatte, befremdete ihn erst recht, sodass er bei Semesterende aus der Vereinigung austrat und nach Hause zurückfuhr. Freilich musste er sich eingestehen, dass es an ihm selbst lag, wenn er zu fremden Menschen wenig Kontakt bekam und mit den vorgefundenen Strukturen nichts anfangen konnte.

Allerdings freute er sich über eine merkwürdige Episode, die er gegen Ende seiner Kölner Zeit erlebte: Sonntags erlaubte er es sich, in ein sehr kleines Ecklokal essen zu gehen. Da schon alles besetzt war, setzte er sich zu einem älteren Ehepaar an den Tisch und kam mit ihnen ins Gespräch. Die in solchen Situationen übliche wechselseitige Exploration führte zu einem höchst unwahrscheinlichen Ergebnis: Der am Tisch sitzende ältere Mann hatte mit seinem Vater zusammen in Köln Jura studiert und konnte sich an manches Gemeinsame erinnern; die beiden haben einander später besucht. Aber auch dieser Wink des Schicksals genügte nicht, ihn in Köln zu halten. Er beschloss, sich nochmals woanders umzusehen.

So machte er mit einiger Beklommenheit im nächsten Semester wieder einen neuen Versuch, diesmal schrieb er sich in der Freien Universität Berlin ein. Hier hatte er allerdings von Anfang an das Gefühl, er habe das große Los gezogen. Da er mit seinem Motorrad gekommen war, konnte er in dieser sehr großen Stadt, zu jener Zeit noch ohne Mauer, von einer Veranstaltung zur anderen fahren. Im Unterschied zu Köln fand er hier Kontakte zu Mitstudenten in den Praktika und Seminaren. Auch die Vorlesungen gefielen ihm gut, er arbeitete die Themen intensiv durch. Vor allem aber waren es die kulturellen Veranstaltungen im preiswerten Osten und im schillernden Westen dieser sehr lebendigen Stadt, die ihn geradezu überwältigten. Er klebte die Eintrittskarten in ein Heft ein, das er heute noch besitzt. Es dokumentiert in den drei Monaten des Semesters 24 Opernaufführungen, 12 Konzerte, 13 Theateraufführungen,14 Kinobesuche und 7 Kunstausstellungen, also 70 kulturelle Veranstaltungen neben den Vorlesungen und Praktika innerhalb von 85 Tagen dieses wunderbaren Berlin-Semesters.

G. an Anne: »Lange habe ich nichts von Dir gehört, ist bei Dir alles in Ordnung? Kannst Du mit den Schilderungen dieses merkwürdigen Jugendlichen etwas anfangen?«
Anne an G.: »Du hast recht, ich habe lange hingeschaut bzw. zugehört. Dabei habe ich mich gefragt, wie es mir gehen würde, wenn das der Bericht meines Sohnes wäre. Ich glaube, ich wäre immer etwas besorgt, was er sich wohl als Nächstes ausdenkt, und würde fürchten, es käme noch schlimmer. Hoffen wir also, dass diese unruhige Entwicklungsperiode bald abgeschlossen sein wird und er seinen Weg findet.
Beste Grüße, Anne«

Eine neue Welt: Kanada

Anne hatte recht mit ihrer Vermutung. Nach dem köstlichen Schluck aus dem Kelch der Berliner Kultur hatte der Student aus der Provinz Appetit auf noch mehr bekommen und so weckte ein Aushang am heimischen Fakultätsgebäude sein Interesse: Es ging um das Angebot eines dreimonatigen Praktikums in einer kanadischen Klinik. Zu seiner Überraschung waren bisher nur wenige Bewerbungen eingegangen. Zwei Professoren, die den Studenten aus Kursen kannten, mussten die Bewerbung befürworten und seine guten Englischkenntnisse bestätigen. Das war offenbar kein Problem und so fand er sich eines Tages im Flugzeug nach Kanada und danach in der kanadischen Eisenbahn und zuletzt in einem Greyhound-Bus, der ihn nach nahezu endloser Fahrt in das Provinzstädtchen brachte, wo er in einem für deutsche Verhältnisse sehr großen »general hospital« in eine weiße Uniform gesteckt und einer klinischen Abteilung zugeordnet wurde. Im Unterschied zu deutschen Kliniken gab es keine angestellten Klinikärzte, aber in der Stadt und ihrer Umgebung zahlreiche Belegärzte, die ihre Patienten in die Klinik einweisen und dort betreuen und auch operieren konnten. Arbeitsbereich des Praktikums war insbesondere die allgemeine Ambulanz, in der Wunden genäht, Kindermägen ausgepumpt und Fieberzustände diagnostisch abgeklärt wurden: Für einen deutschen Studenten, der bisher viel Theorie gelernt und wenig praktisch gearbeitet hatte, eine Angstpartie, vor allem im Nachtdienst, in der man nur hoffen konnte, dass eine erfahrene ältere Krankenschwester Dienst hatte, die wusste, was jeweils zu tun war. Sein Arbeitsbereich war zunächst die allgemeine Ambulanz, in der Wunden versorgt, Kindermägen ausgepumpt und Fieberzustände diagnostisch abgeklärt wurden. Bei den zahlreichen netten jungen Schwestern handelte es sich vielfach um Arzttöchter, die auf diesem Wege einen standesgemäßen Partner kennenzulernen hofften.

In der dienstfreien Zeit ging er gern mit seinem deutschen Kollegen in dem Städtchen spazieren, wodurch sie sich jedoch der Polizei verdächtig machten. Diese mochte nicht glauben, dass es Leute gibt, die kein Auto besitzen und zu Fuß im Ort herumlaufen. Daher kauften die beiden für 40 Dollar in einer Autowerkstatt einen uralten Oldtimer aus den 30er-Jahren. Sie mussten unterschreiben, dass sie damit nicht auf großen öffentlichen Straßen fahren werden, was sie freilich nicht davon abhielt, lange Ausflüge in das weitläufige, dünn besiedelte Land zu unternehmen. Autofahrer in alten Wagen waren der Polizei im Unterschied zu jungen Fußgängern nicht verdächtig.

Was ihnen in dieser so ganz anderen Welt auffiel, war die Tatsache, dass es den ihnen vertrauten Typ des deutschen Mannes hier nicht gab. Die meisten erwachsenen Männer wirkten auf sie wie große Jungen. Eine Gruppe von Ärzten, von denen sie eingeladen wurden, hatte eine große Halle gemietet und dort auf einem riesigen Tisch in stark verkleinertem Maßstab das Schienensystem der kanadischen Eisenbahn zwischen Ost- und Westküste aufgebaut, sodass man den realen Fahrplan nachspielen konnte. Die Besucher waren von dieser Mischung aus hochwertiger Technik und kindlichem Spiel sehr beeindruckt.

In den Monaten ihrer Tätigkeit rotierten sie durch viele Abteilungen der Klinik-Ambulanz, Poliklinik, Chirurgie, Geburtshilfe etc. Es gab außer den »Interns« keine angestellten Ärzte, dafür aber ca. 50 niedergelassene Ärzte in der Region, die ihre Patienten, wie gesagt, bei Bedarf in die Klinik einweisen und dort auch operieren konnten. Das bedeutete für die deutschen Interns vor allem nachts ein schweißtreibendes Telefonieren mit den einweisenden Ärzten, die zu erklären versuchten, was als Erstes mit den Patienten zu tun sei.

Nach diesem ungewohnten Arbeitsstress begaben sie sich in ihren Urlaubstagen auf Reisen, sei es mit dem gekauften Oldtimer, sei es mit den schnellen Greyhound-Bussen, die sie in endlos langen Fahrten zu den großen Seen, den Niagara-Fällen und schließlich auch nach New York brachten. Hier hofften sie vergebens auf eine Klinikmitarbeiterin, die versprochen hatte, ihnen ein Zimmer zu besorgen. Schließlich fanden sie selbst eine Bleibe, in der die Übernachtung nur wenig kostete – sofern man sich bereit erklärte, vor dem Frühstück am Gottesdienst dieser speziellen Sekte teilzunehmen, was beide bereitwillig akzeptierten.

Schließlich gab ein weltpolitisches Ereignis dem Aufenthalt auf dem amerikanischen Kontinent eine besondere Note. In der Auseinandersetzung um Kuba machten sich atomar bewaffnete sowjetische Kriegsschiffe auf den Weg dorthin und näherten sich bedrohlich der amerikanischen Küste. In der möglichen Konfrontation der UdSSR mit den USA und generell mit dem Westen hatte man allen Grund, den Ausbruch eines dritten Weltkriegs zu befürchten. Diese drohende Auseinandersetzung, über die im lokalen Fernsehen permanent ausführlich berichtet wurde, konnte bekanntlich im letzten Moment abgewendet werden.

Das Fazit dieser kanadischen Erfahrung war für ihn und seinen deutschen Kollegen, dass sie bei der Heimfahrt felsenfest entschlossen waren, nach dem Staatsexamen in Kanada oder in den USA medizinisch tätig zu werden. Er wollte sich, angeregt durch Kernbergs Schriften, dort psychotherapeutisch ausbilden lassen. Das dafür notwendige »amerikanische Staatsexamen« legte er in der amerikanischen Botschaft in Frankfurt ab und ein Jahr später erhielt ein Stellenangebot in Massachusetts. Jedoch trat er davon im letzten Moment zurück, als er erfuhr, dass die amerikanische Regierung das Recht habe, ihn, wie jeden anderen Arzt, zur Unterstützung der Militärärzte in das Kriegsgebiet nach Vietnam zu schicken. Vielleicht war das auch eine Ausrede, weil seine damalige Freundin auf keinen Fall nach Amerika wollte. Im Nachhinein war er froh über diese Entwicklung, nicht zuletzt deshalb, weil die damals noch hochangesehene psychoanalytische Ausrichtung in den USA zunehmend an Bedeutung verlor und weil er sich mit der ihm allmählich deutlich gewordenen gesellschaftspolitischen Entwicklung der

Vereinigten Staaten nicht mehr identifizieren mochte. Er kehrte zunächst zurück in seine ursprüngliche ländliche Universität, legte das Staatsexamen ab und arbeitete die beiden folgenden Pflichtjahre in Krankenhäusern seiner Heimatstadt, ehe er den Plan, endgültig nach Berlin zu ziehen, wieder aufgreifen wollte, vor allem, um der neu eingeführten Wehrpflicht zu entgehen, die für Berliner nicht galt.

Ein orientalisches Abenteuer

Zunächst aber wurde erneut das Thema der fremden Welten diskutiert, als die Mitglieder seiner Examensgruppe nach dem Ende des Studiums eine abschließende gemeinsame Reise ins Auge fassten. Man diskutierte lange darüber, in welcher Richtung man mit welchem Auto rund um das Mittelmeer fahren sollte. Alle fanden den Plan grundsätzlich gut, aber schließlich hatte doch jeder der drei anderen Gründe, jetzt nicht mitzukommen.

Da sein iranischer Freund inzwischen zu seinen Eltern nach Hause gefahren war, entschloss er sich kurzerhand, allein dorthin aufzubrechen und ihn im Iran zu besuchen. Um sich auf der möglicherweise gefahrvollen Reise schützen zu können, kaufte er einem befreundeten Forststudenten eine ältere Pistole und ausreichend Munition ab. Auf einem abends leerstehenden Fabrikhof trainierte er zusammen mit seinem Bruder den Gebrauch der Waffe. Man konnte ihn aber im letzten Moment davon überzeugen, dass orientalische Zollbeamte auf einen solchen Fund empfindlich reagieren könnten und er Mühe hätte, nicht als gefährlicher Terrorist, sondern als ängstlicher Tourist zu gelten. Das überzeugte ihn und er reiste unbewaffnet ab, gekleidet wie ein altmodischer europäischer Reisender – im grauen Anzug mit Hut und Köfferchen.

Die Route war zunächst die des Orient-Express bis nach Istanbul, eine sehr lange Fahrt in einem zunehmend ungepflegten Zug, der endlos lange brauchte, um dann schließlich doch in Istanbul anzukommen. Die dortige Übernachtung in einem kleinen Hotel war sehr unruhig, weil die türkische Bevölkerung zu jener Zeit tags und auch nachts auf den Straßen lautstark erregt gegen die damaligen Aktionen der Engländer in Zypern protestierte. Als er am anderen Tag mit dem Ziel Ankara endlich von dem riesigen Busbahnhof abfahren konnte, war er erleichtert. Freilich wunderte er sich, dass die Straße zunehmend gebirgig wurde, sodass gelegentlich in scharfen Kurven Koffer vom Dach des sehr beladenen Busses flogen und im Gebüsch gesucht werden mussten. Schließlich erfuhr er, dass dieser Bus aber gar nicht Richtung Ankara fuhr, sondern in nördlicher Richtung zum kaspischen Meer unterwegs war. Die Reise schien ihm endlos lang, schließlich kam der Bus in einer kleinen Stadt an, wo G. nach einem Hotel suchte und in einem Kämmerchen im Dachgeschoß einquartiert wurde.

Da er um jeden Preis das Meer sehen wollte, spazierte er aus dem Ort heraus, fand einen einsamen schönen Strand und badete in dem angenehm kühlen Meer. Als er aus dem Wasser kam, hatte sich neben seinen Sachen eine Gruppe Jugendlicher niedergelassen, die ihm ernst entgegenblickten. Sein erster ängstlicher Gedanke war, dass sie ihn umbringen und ausrauben wollten. Er gab sich Mühe, sich in Ruhe anzuziehen, setzte seine Hut auf, nahm seine Sachen unter den Arm, grüßte höflich nach allen Seiten und kam unbehelligt zurück in das Städtchen.

Dort wartete eine weitere Überraschung auf ihn: Alle weiblichen Personen waren von den Straßen verschwunden und ausschließlich Männer, alte und junge, promenierten Arm in

Arm die Dorfstraße entlang. Die Anfangsvermutung, dies seien alles homosexuelle Männer, verwarf er rasch wieder, als er sich erinnerte, dass muslimische Frauen abends ins Haus gehören.

Erleichtert kaufte er sich beim Bäcker ein Fladenbrot und ging zum Schlafen in seine bescheidene Dachstube. Er wusste später nicht mehr, wie er anderntags mit dem Bus nach Ankara gekommen ist, es war wieder eine sehr lange Fahrt. Dieses Zwischenziel war erforderlich, weil er einem türkischen Arztkollegen versprochen hatte, seiner dort lebenden alten Mutter Grüße von ihrem Sohn zu überbringen. Die alte Frau war nicht nur stolz auf ihren erfolgreichen Sohn, sondern auch auf den Staatsgründer Atatürk, sodass sie darauf bestand, den deutschen Gast zu dem auf einem Berg gelegenen Mausoleum zu führen, was für beide eine mühsame Wanderung bedeutete.

Die weitere Busfahrt Richtung Iran schien ihm endlos, in der Ferne konnte man in einer biblisch erscheinenden Landschaft das Ararat-Gebirge sehen. Irgendwann erreichte der Bus die Grenze zum Iran, die passiert werden durfte, aber weiter ging es nicht. Eine Bahnstation schien es nicht zu geben. So viel er verstand, würden »bald« Busse Richtung Teheran fahren, aber in den folgenden zwei Tagen kam keiner. So entschloss er sich, es per Anhalter zu versuchen. Zu Hause hatten die iranischen Studenten ihn gewarnt, auf keinen Fall mit einem Syrer zu fahren, das seien alles Räuber. Das hielt ihn aber nicht davon ab, in ein Auto mit syrischem Kennzeichen einzusteigen. Der Fahrer bot ihm an, ihn für 10 Dollar bis zur nächsten Bahnstation mitzunehmen. Unterwegs rasteten sie in einer Art Karawanserei, in der die Gäste ihren Durst löschten, indem sie alle aus einem großen Tontopf tranken, der auf dem Tisch stand. Als er am nächsten Tag in Teheran ankam, hatte die Enteritis ihn schon so im Griff, dass er kaum noch die Treppe zum Hoteleingang hochkam. Er schaffte es eben noch bis zu einer benachbarten

Apotheke, in der er die notwendigen Medikamente kaufen konnte.

Da das Hotelzimmer, das man ihm zugewiesen hatte, keine Fenster nach draußen besaß, beschloss er, auf dem Flachdach des Hotels zu schlafen. Dort standen einige Bettgestelle, zwar ohne Matratzen, aber in der nächtlich angenehm kühlen Luft. Weitere Gäste hatten sich hier nicht eingefunden, sicherheitshalber befestigte er seinen Koffer an einem Fuß des Metallbettes. Richtig tief schlafen konnte er in den nächtlichen Geräuschen der Großstadt ohnehin nicht, aber seine inneren Organe begannen sich zu beruhigen. Unter dem Eindruck der zurückkehrenden Kräfte beschloss er, nicht gleich nach Norden weiterzufahren, sondern zuvor einen Abstecher nach Isfahan zu machen, das als besonders eindrucksvolle, sehr orientalische Stadt beschrieben worden war. Deren große Moscheen und Märkte und das Gewirr der Gassen begeisterten ihn in der Tat und erschienen ihm wie eine Illustration aus Tausendundeine Nacht.

Von hier aus musste er nun freilich eine längere Fahrt Richtung Norden unternehmen, um die kurdische Region zu erreichen, in der sein Studienfreund zu Hause war. Wenn die Menschen in Isfahan auf ihn wie aus einem Märchen wirkten, hatten diese Bewohner hier etwas Wildes und Stolzes. Selten hatte er so attraktive Frauen gesehen wie hier in Kurdistan. Die Männer waren allerdings in ihrer Wildheit gewöhnungsbedürftig, das wurde bei den ersten gemeinsamen Autofahrten erkennbar. Als sein Studienfreund, den er endlich gefunden hatte, zusammen mit seinem Bruder zu lange hinter einem Taxi herfahren mussten, das ihnen nicht auswich, überholte er schließlich riskant, stellte sich quer und verprügelte den Fahrer. Sein Kommentar: »Das musste sein!«

Gleichwohl erlebte er in der sehr gastfreundlichen Familie seines Studienfreundes schöne Tage. Sie machten Wanderungen im Hochgebirge, wo sein Freund hoffte, Gemsen jagen zu können, aber gottlob keine zu sehen bekam. Zur Familie zurückgekehrt, fand man den Vater recht unausgeschlafen. Er hatte das deutsche Gastgeschenk – eine original Schwarzwälder Kuckucksuhr – in seinem Schlafzimmer aufgehängt und verständlicherweise nachts kein Auge zugetan.

Die Heimfahrt nach Deutschland mit Bus und Bahn dauerte 8 Tage und Nächte, sie war auf besondere Weise gesellig: Im Abteil saßen neben ihm sein Studienfreund (sportlich ein Gewichtheber), dessen Bruder (sportlich ein Ringer), ein befreundeter Iraner und eine zierliche iranische Schönheit, die zum Studium nach Wien wollte (unterwegs aber den Zugwechsel verschlief und einen histrionischen Anfall bekam). Diese Reise in ihren Details zu schildern wäre eine eigene lange Geschichte.

Im Nachhinein bewunderte bzw. bedauerte er seine Eltern, die es immer wieder aushalten mussten, dass ihr Sohn sich auf solche Unternehmungen einließ, in denen er für einige Zeit verschwand, von denen er aber immer wieder halbwegs heil zurückkehrte. Selbst einige Motorradunfälle überstand er später ohne nachhaltige Beschädigung. Vielleicht hat es Konsequenzen, wenn man als Kind in Kriegszeiten aufwächst und vorzeitig die Rolle des »Großen« übernehmen muss. Erst später machte er sich darüber seine Gedanken und fand in den Schriften des aus Ungarn stammenden Psychoanalytikers Michael Balint einige einleuchtende Überlegungen, die wir im Folgenden kurz betrachten wollen, weil sie dazu beitragen können, die vorherrschende Mentalität eines Menschen zu verstehen.

Anne an G.: »Jetzt habe ich ziemlich lange hingeschaut und zugehört. Dabei habe ich mich gefragt, wie es mir gehen würde, wenn das mein Sohn wäre oder der Bericht eines Freundes (aber solche Freunde kenne ich eigentlich nicht). So bleibt er mir irgendwie fremd und ein wenig unheimlich. Er scheint mir sehr

lebenshungrig, Erregung und Lebendigkeit suchend, ohne sich dessen bewusst zu sein. Ich würde mir ernsthaft Sorgen um ihn machen: Ein falscher Schritt und er geht verloren.
Ich wünschte ihm, dass er behutsamer mit sich umzugehen lernt, nicht alles bis zum Äußersten ausreizt und auch noch stolz darauf ist. Aber vielleicht ist er ja im Kern viel jünger, gerade erst im Begriff, auf die Welt zu kommen, noch ohne gewachsene Bindung, aber voller Neugier auf die Welt. Hoffentlich geht das gut aus! Beste Grüße, Deine Anne«
G. an Anne. »Im Nachhinein bewunderte und bedauerte auch ich meine Eltern, die es aushalten mussten, dass ihr Sohn sich auf riskante Unternehmungen einließ, von denen er aber immer wieder halbwegs heil zurückkehrte. Vielleicht hat es Konsequenzen, wenn man in Kriegszeiten aufwächst und dabei vorzeitig die Rolle eines ›Großen‹ übernehmen muss. Und vielleicht bleibt es auch nicht ganz ohne Folgen, wenn man frühe Lebensabschnitte in der Kinderklinik am Tropf hängend überlebt hat, herzlich, Dein G.«

M. Balint – das Philobatische und das Oknophile

Auch G. macht sich seine Gedanken über seine Erfahrungen und fand schließlich in den Schriften des aus Ungarn stammenden Psychoanalytikers Michael Balint interessante Überlegungen, die im Kontext anderer psychoanalytischer Konzepte vielleicht dazu beitragen konnten, ihn und sein Erleben besser zu verstehen.

Kaum eine Berufsgruppe zeigt sich so kreativ in der Beschreibung und Interpretation des menschlichen – und speziell des zwischenmenschlichen – Verhaltens und Erlebens wie die psychoanalytische. Hier entstanden nach dem Populärwerden der Freudschen Schriften zahlreiche personenzentrierte Gruppierungen, die sich zwar auf die von Freud beschriebenen Prinzipien beriefen, aber im Detail eigene Entwürfe vorlegten; das ist im Grunde bis heute so geblieben. Eine Literatur-Übersicht aus jüngerer Zeit (Young-Bruehl & Dunbar 2009) beschreibt in Stichworten mehrere hundert Autorinnen und Autoren, die durch ihre Modifikation des Psychoanalytischen bekannt geworden sind. Wie viele der Konzepte davon wirklich wissenschaftlich geprüft wurden, geht aus dem Bericht nicht hervor, wahrscheinlich ist das ein sehr begrenzte Anzahl. Jede Therapeutin, jeder Therapeut kann geltend machen, dass sie/er aus eigener Erfahrung bestimmte Störungskonzepte und therapeutische Maßnahmen besonders wertschätzt und diagnostisch bzw. therapeutisch verwendet. So gilt vorläufig die bekannte Kinderbuch-Logik »alle haben gewonnen und jeder hat einen Preis verdient«, denn jeder der sehr zahlreichen Autoren hat etwas beigetragen, das für das psychische Erleben des Menschen eine Rolle spielt. Freilich ist es schwierig oder unmöglich, das alles zu integrieren.

Innerhalb dieses theoretischen Bezugsrahmens erschien ihm der aus Ungarn stammende, später nach England emigrierte Psychoanalytiker M. Balint besonders interessant. Er kritisiert den traditionellen psychoanalytischen Sprachgebrauch, »der Erscheinungen nur vom Standpunkt des Individuums her beschreibt (...) und dabei Begriffe wie Verdrängung, Regression, Spaltung, Projektion (...) verwendet. Was wir benötigen, ist eine Theorie, die uns eine gute Beschreibung der Entwicklung der Objektbeziehung liefert«, sagt er. Später, in seiner Schrift »Der Neubeginn, das paranoide und das depressive Syndrom« (1952), diskutiert Balint diese beiden aus seiner Sicht besonders wichtigen klinischen Phänomene ausführlicher:

Mit der Bezeichnung »philobatisch« charakterisiert er den Mensch als ein Wesen, das sich auch in objektlosen Räumen wohlfühlen könne, im Unterschied zu dem Gegentypus des Oknophilen, der darauf angewiesen ist, bei einem versorgenden Objekt Sicherheit zu finden.

Bei der Lektüre dieses Textes wünscht man sich, dass dieser ungemein originelle Autor über den Entwurf seines Verständnisses vom Menschen und von dessen möglichen psychischen Störungen hinaus auch ein Konzept der therapeutischen Möglichkeiten vorlegen würde. Genau das tat er schließlich in seinem Buch »Therapeutische Aspekte der Regression. Die Theorie der Grundstörung« (1970). Dieses Buch ist nicht durch kühle theoretische Distanz gekennzeichnet, sondern lässt eine warmherzige Menschenfreundlichkeit spüren, die auch angesichts schwerwiegender Störungen therapeutisch nicht resigniert. Im Mittelpunkt seines Beziehungskonzepts stehen die beiden oben erwähnten Formen des Beziehungserlebens, die er mit den Begriffen »oknophil« und »philobatisch« gekennzeichnet hat.

Die oknophile (anklammernde) Gestaltung der Objektbeziehung sucht das Erleben des Gehaltenseins und der Geborgenheit bei einem wichtigen anderen und lebt in der Angst, dieses zentral wichtige Liebesobjekt verlieren zu können. Die Nähe zu dem Konzept der depressiven Position ist nicht zu übersehen: Die oknophile Persönlichkeit hat ihr wichtiges Objekt introjiziert und hofft, es auf diese Weise nie zu verlieren. Gleichwohl bleibt die Angst vor dem Verlust ihr zentrales Thema.

Den Gegenpol dazu bildet die philobatische Beziehungsgestaltung, zu deren Wesen es gehört, sich gerade im umgekehrten Sinne immer wieder von wichtigen Objekten zu lösen, um sich in die objektlosen Weiten zu begeben – was mit einer spezifischen »Angstlust« (thrill) verbunden ist und zugleich Anlass gibt, immer wieder nach neuen interessanten Objekten Ausschau zu halten.

So steht in Balints Beziehungskonzept weniger die Freudsche Konzeption des Triebhaften und deren Befriedigung oder Abwehr im Mittelpunkt, sondern die Art der Beziehungsgestaltung: dem wichtigen Objekt auf oknophile (anklammernde) Weise nah zu bleiben und sich dadurch sicher und geborgen zu fühlen oder aber – im philobatischen (und damit zugleich im narzisstischen) Modus – das Selbstsein in den objektlosen, freundlichen oder auch aufregenden Weiten zu genießen und von da aus immer wieder auch nach interessanten Objekten Ausschau zu halten.

Balint vermeidet bei diesem Konzept die Zuordnung zu den beiden Geschlechtern, aber man spürt die Nähe zu tradierten Klischees von Weiblichkeit und Männlichkeit. Zugleich erkennt man heute, etliche Jahrzehnte nach der Veröffentlichung dieses Textes, die Veränderung im Erleben der heutigen Patientinnen und Patienten: Auch Männer gestehen ihre Objektbedürftigkeit ein und Frauen betonen ihre narzisstische Unabhängigkeit. In diesem Zusammenhang steht wohl auch die zunehmende Auseinandersetzung mit der eigenen angeborenen Geschlechtlichkeit und mit den Überlegungen zur Geschlechtsumwandlung, die heute bereits in jungem Alter der Kinder von nicht wenigen Eltern erwogen und unter Umständen medizinisch eingeleitet werden.

Michael Balint, der vor dem Hintergrund der europaweiten kriegerischen Auseinandersetzungen und politischen Entwicklungen nach England emigriert war, blieb nicht bei diesen psychoanalytischen Diskussionen stehen, an denen er sich anfangs lebhaft beteiligt hatte. Sein sehr populär gewordener Buchtitel »Fünf Minuten pro Patient« verweist auf eine völlig andere Zielsetzung als die der psychoanalytischen Langzeittherapie. Balint macht darauf aufmerksam, dass jeder Arzt in seiner Praxis mithilfe seines Gegenübertragungserlebens schon nach kurzer Zeit das psychodynamische Fokusthema eines Patienten wahrnehmen und ins Gespräch bringen kann. Das sei die Voraussetzung dafür, dass die Problematik, die hinter der Symptomklage wirksam ist, relativ rasch entdeckt und eventuell auch fokaltherapeutisch bearbeitet werden kann: das Thema der »Balintgruppen«, um die es heute, einige Jahrzehnte später, etwas ruhiger geworden ist, nachdem das psychodynamische Krankheitsverständnis von einer großen Zahl freilich sehr unterschiedlich orientierter Psychotherapeuten akzeptiert wurde.

Nicht zuletzt können wir Balints Konzepte auch auf die vorausgegangenen Lebensbeschreibungen des Berichterstatters anwenden. Er ist unter Kriegsbedingungen aufgewachsen, hat lebensgefährliche Situationen überlebt und scheint weiterhin ständig auf der Suche nach Neuem, Aufregendem, wobei er Risiken nicht scheut. Er erlebt immer wieder Unerwartetes, das dann doch überraschend gut ausgeht. Wäre das nicht der Fall gewesen, gäbe es diesen Bericht nicht.

Anne an G.: »Dass der Autor sich in Balints Typologie als ›philobatisch‹ einschätzt, verwundert mich nicht, da kann ich ihm nur zustimmen; damit sieht er sich zugleich als unverwüstlich. Wahrscheinlich verleugnet er ein Risiko, das mir Sorge bereitet: Er kann in der Welt verloren gehen, weil niemand auf ihn aufpasst und sich um ihn sorgt. Irgendwann könnte er plötzlich verschwunden sein wie ein Sandkorn in der Wüste. Ich wünschte ihm zum Ausgleich eine gesunde Portion oknophiler Anteile, also Sicherheit gebender Bindung, die ihn in der Welt hält. Liebe Grüße und gute Wünsche, Deine A.«

G. an Anne: »Vielen Dank, es beruhigt mich sehr, dass Du in Gedanken auf mich aufpasst.«

6 Sesshaft werden

Neubeginn in Berlin

Nach dem Ende der Reiseperiode bewirbt er sich in Berlin um eine PJ-Stelle. Diese Stadt, die er als Student kennengelernt hatte und von der er damals begeistert war, besaß noch immer einen großen Anreiz für ihn. Er erlebte das West-Berlin der 60er-Jahre als eklatant unterschiedlich von dem benachbarten Osten, aber auch von der übrigen Bundesrepublik. In Ost-Berlin und der DDR lebten die meisten Menschen zu jener Zeit in wirtschaftlich eher bescheidenen Verhältnissen. Wenn man dort Verwandte oder Freunde besuchte, erhielt man von ihnen sehr präzise Wunschlisten von Dingen, die sie im West-Fernsehen gesehen hatten, zum Beispiel ganz bestimmte Jeans in speziellen Größen und Farben, westliche Medikamente, Hundefutter, elektronische Kleinteile – was mitzubringen natürlich verboten war und daher beim Grenzübertritt kunstvoll im Auto versteckt werden musste. Was der Osten umgekehrt den Westlern bieten konnte, war vor allem »Kultur«, das heißt ausgezeichnetes Theater, wunderbare Konzerte und Opernaufführungen; ferner Museen, baulich heruntergekommen, aber voll von Schätzen und nicht zuletzt Buchhandlungen, in denen man schöne Ausgaben klassischer Literatur aufgrund des speziellen Wechselkurses günstig kaufen konnte. Es galt lediglich, diese Schätze unbemerkt von dem strengen Zoll nach West-Berlin zu bringen.

Die östliche Welt stand in krassem Gegensatz zu dem offiziellen West-Berlin, das partiell auch durchaus reaktionäre Züge trug und das deshalb in zunehmendem Maße von einer studentisch geprägten Linken kritisiert, attackiert und auch mobilisiert wurde. Zugleich entwickelte sich in diesem Klima West-Berlins eine weitere gesellschaftlich bedeutsame Kraft in der Frauenbewegung. Partiell waren die Ostberlinerinnen das Vorbild, dem man mehr und mehr auch im Westen begegnen konnte. Sie waren selbstbewusst, kontaktfreudig und zunehmend politisch engagiert, ganz im Gegensatz zu den damals häufig noch eher bürgerlich-braven Bewohnerinnen der Bundesrepublik. Nicht wenige männliche Altersgenossen gingen damals in diesem aufgewühlten Meer von politischem Engagement und erotischen Interessen unter. Er blieb weiterhin an Arbeitsthemen orientiert (»Ich kann leider nicht an der Demo teilnehmen, ich habe Nachtdienst«), vielleicht auch am Alkohol, jedenfalls musste er sich wegen einer Lebererkrankung einer längeren stationären Behandlung und anschließender Kur unterziehen.

In der Kurklinik hatte er ein bemerkenswertes Erlebnis: Eine psychosomatisch orientierte, ältere Internistin schlug ihm vor, eine biographische Anamnese zu erheben. Er hatte keine klaren Vorstellungen, was das für ihn bedeuten würde, und willigte ein, da er ohnehin nichts anderes zu tun hatte, und er war sehr beeindruckt, was dabei mit ihm geschah: Er hatte das Gefühl, zum ersten Mal in seinem Leben mit einem anderen Menschen über wirklich wichtige persönliche Themen gesprochen zu haben und dabei keinesfalls infrage gestellt, kritisiert oder beschämt zu werden. Die angesprochenen Themen beschäftigten ihn noch lange und lenkten sein Interesse zunehmend auf eine Beschäftigung mit der Psychotherapie und der darin möglichen Selbstreflexion.

Nach Berlin zurückgekehrt, bewarb er sich in einer kinderpsychiatrischen Klinik und erhielt dort eine Stelle. Die Beschäftigung mit den psychisch auffälligen Kindern und Jugendlichen, die oft über lange Zeit stationär behandelt wurden, vermittelte ihm einen Eindruck von der Härte ihrer sozialen Wirklichkeit und dem Elend ihrer familiären Situation. Schon der Versuch, mit den Eltern der kleinen Patienten in Kontakt zu kommen, ließ die dahinterliegenden sozialen Probleme deutlich werden. Die Eltern betonten, dass sie die Woche über arbeiten müssten, und schlugen einen Gesprächstermin am Sonntagnachmittag vor, da sie ohnehin zur Besuchszeit kämen. Aber der junge Arzt wartete sonntags genauso vergebens auf sie wie das Problemkind. Dieses sollte eventuell in einer Einrichtung untergebracht werden, weil es die Wohnung der Eltern in Brand gesetzt hatte. Solche Bilder des Elends wurden dort noch übertroffen, wo das Erleben einer Jugendlichen unübersehbar psychotische Züge erkennen ließ, die durch die mittlerweile entwickelten Psychopharmaka nur bedingt unterdrückt werden konnten.

Anne an G.: »Da haben wir die Malaise: Auch unter den förderlichen Berliner Bedingungen klingt eine Tendenz der Selbstüberforderung und Selbstschädigung an: in der Beschäftigung mit dem kinderpsychiatrischen Elend und dem selbstschädigenden Alkoholgenuss. Es wird höchste Zeit, dass sich jemand um ihn kümmert und er seine Grenzen (und wohl auch seine Bedürftigkeit) selbstverantwortlich wahrnimmt. Das wünsche ich ihm jedenfalls.
Herzliche Grüße, Anne«

Psychotherapeutische Entwicklungsschritte

Im Kontext der kinderpsychiatrischen und dann der psychiatrisch-klinischen Tätigkeit registrierte er schließlich, dass er weder psychodiagnostisch in ausreichendem Maße über erklärende Konzepte noch über therapeutisch hilfreiche Techniken verfügte. Altersgenossen empfahlen ihm, sich an einem psychotherapeutischen Institut zu bewerben, wo er nach zwei diagnostischen Interviews auch angenommen wurde und einen älteren Lehrtherapeuten fand, den er als sehr sachkundig und vertrauenserweckend erlebte. Die abendlichen Seminare fand er zunächst sehr heterogen und stark von den persönlichen Interessen und Überzeugungen der Dozenten geprägt. Da er bereits vor einiger Zeit aus der Kirche ausgetreten war, wollte er nun nicht erneut glauben müssen. Er wollte vielmehr verstehen, was in Menschen, speziell in Patienten und auch in ihm selbst vorgeht und inwieweit sich diese innere Welt therapeutisch beeinflussen lässt.

Zu den Vorteilen einer solchen Ausbildung gehörte es, dass man fortan im Kontakt mit Gleichaltrigen und ähnlich Gesinnten nützliche Informationen erhielt, zum Beispiel, in welcher Einrichtung eine Stelle frei wird, bei wem man sich bewerben kann und wie man sich verhalten muss, um die Stelle zu bekommen. So gelang es ihm, eine Assistenten-Stelle in der psychiatrischen Universitätsklinik zu erhalten, weil er wusste, dass er sein Interesse an Psychotherapie und Psychoanalyse gegenüber dem Senior-Chef strikt verschweigen musste. Hier war das Betriebsklima auf eine altväterlich-akademische Weise anders als alles, was er dahin erlebt hatte. Doch mit der Amtsübernahme eines jüngeren Chefs wurde eine bedingungslose Bereitschaft zu wissenschaftlichem Arbeiten in den Vordergrund gerückt und so machte er auf diesem Gebiet seine ersten Versuche.

Damals fiel ihm auf, dass man die wissenschaftliche Methodik vor allem von Psychologinnen und Psychologen lernen konnte, zu deren Grundausstattung sie gehörte. Diese wurde im Kontext klinisch-diagnostischer Fragestellungen zunehmend auch von den Ärzten mitdiskutiert. So fing er selbst an, sich mit wissenschaftlichen Fragestellungen zu beschäftigen, kleine Texte zu veröffentlichen, auswärtige Tagungen zu besuchen und Vorträge zu halten. Als er eben den psychiatrischen Facharzttitel erworben hatte, wurde der noch junge Chef in eine andere Großstadt berufen, und dieser fragte ihn, ob er Interesse hätte, mitzugehen und dort eventuell später ein Oberarztstelle zu übernehmen. Er zögerte und sagte dann sehr offen, er fürchte, sie beide könnten sich auch miteinander schwertun, sodass er das freundliche Angebot lieber nicht annehmen möchte. Vielleicht hätten einige Runden der Auseinandersetzung mit einer Vaterfigur dem darin ungeübten Sohn gutgetan, aber er setzte seine Hoffnung auf den Kontakt zu Frau Dührssen, einer lokalen Magna Mater und Leiterin des AOK-Instituts für Psychogene Erkrankungen, wo er hoffte, seinen vorrangig psychotherapeutischen Interessen längerfristig nachgehen zu können. Da auch sein früherer Lehrtherapeut hier freiberuflich mitarbeitete, schien es ihm, dass er hier ein brauchbares Elternpaar und in den zahlreichen altersgleichen Kolleginnen und Kollegen eine fachliche Familie finden könnte.

Im Dührssen-Institut

Zu jener Zeit war die Psychotherapie im Aufwind und so kam es, dass ein Mitarbeiter von Frau Dührssen habilitiert und wegberufen wurde und diese Stelle im Institut frei wurde. Er bewarb sich nach Abschluss seiner psychiatrischen Facharztweiterbildung auf diese Stelle und wurde angenommen – es gab später mindestens drei weitere Kollegen, die überzeugt waren, sie seien in Nachfolge des wegberufenen und später renommierten Hochschullehrers in Frau Dührssens Arbeitsgruppe aufgenommen worden. In dem Institut waren damals etwa ein Dutzend festangestellte Ärztinnen und Ärzte und Psychologinnen und Psychologen tätig. Etliche von ihnen waren auch als Dozenten des Psychotherapie-Instituts tätig, in dem er kürzlich seine Weiterbildung abgeschlossen hatte.

Das Institut war nicht mit einer Hochschuleinrichtung vergleichbar; es war eine strikt auf diagnostische und therapeutische Dienstleistungen ausgerichtete poliklinische Einrichtung der Krankenkasse, in der die MitarbeiterInnen eine 40-Stunden-Woche zu absolvieren hatten, bestehend aus psychotherapeutischen Erstuntersuchungen, ambulanten analytischen und tiefenpsychologischen Einzel- und Gruppenpsychotherapien von Erwachsenen, Jugendlichen und Kindern sowie wöchentlich drei gemeinsamen Sitzungen. Alle diagnostischen und therapeutischen Aktivitäten mussten ausführlich schriftlich dokumentiert werden, die Berichte wurden von den TherapeutInnen diktiert, im Sekretariat geschrieben und zu Tausenden in den Wandschränken der Flure aufbewahrt. Diese Schatzkammern entdeckte er eines Abends, als er sich damit beschäftigte, eine Untersuchung über Ähnlichkeiten und Unterschiede in psychodynamisch-diagnostischen Berichten vorzubereiten.

Eine Doppelstunde pro Woche war im Institut reserviert für die Diskussion von behandlungstechnischen Themen in laufenden Behandlungen oder aus der psychotherapeutischen Literatur. Die lehrreichsten Veranstaltungen jedoch waren für ihn die wöchentlichen Seminare, in denen psychotherapeutische Literatur, Therapietechniken und Therapieverläufe anhand von Berichten der Therapeuten, von Tonbandprotokollen, zum Teil auch in Anwesenheit der Patienten diskutiert werden konnten.

Ein weiteres Seminar, das allerdings nicht auf die Dienstzeit angerechnet wurde, befasste sich mit der Behandlung von Kindern und Jugendlichen und den zugehörigen Elterngesprächen. Eine wichtige informelle »Sitzung« war das Mittagessen in der eher schlichten Kantine. Dort konnte man sich zu einem befreundeten jüngeren oder erfahrenen älteren Kollegen setzen und dessen Meinung bezüglich diagnostischer Schwierigkeiten und aktueller Behandlungsprobleme einholen.

Die theorieorientierte Institutsausbildung hatte er ohnehin abgeschlossen, jetzt ging es ihm darum, im Alltag der diagnostisch-therapeutischen Praxis seinen eigenen Stil zu finden und diesen in den kollegialen Gruppengesprächen konzeptuell begründen zu lernen. Freilich wurde es für den Neuling schwer, dies alles zeitlich unter einen Hut zu bringen, d. h. 36 nachgewiesene Stunden Diagnostik und Therapie pro Woche (neben den Seminaren) zusammenzubringen. Da wich er auf den masochistischen und wenig familienfreundlichen Modus aus, abends lange und auch samstags zu arbeiten. Frau Dührssen sprach in diesem Kontext gelegentlich von der »aufgezwungenen Erfahrungsfülle«.

Im Rahmen dieses strengen Regimes ging es sparsam zu. Als er der Leiterin mitteilte, dass Couch und Kissen in dem von ihm übernommenen psychotherapeutischen Arbeitszimmer schon recht abgenutzt wirkten, empfahl sie ihm, Kissenbezüge für die einzelnen Patienten zu kaufen. Er entgegnet ihr, dass die Krankenkasse, wenn sie Wert darauf lege, dass die Patienten auf sauberen Kissen über ihre Träume nachdenken, bitte saubere Unterlagen zur Verfügung bereitstellen möge. Das fand sie sehr ärgerlich und so blieb es bei den alten Kopfkissen, die er jedoch bald nicht mehr verwendete, weil er zunehmend Therapiegespräche im Gegenübersitzen als effektiver erlebte und die abgewetzte Couch künftig nur noch als nützliche Ablage für seine Bücher und Akten benutzte.

Insgesamt war er sehr zufrieden, einer Arbeitsgruppe anzugehören, die psychodynamisch, aber nicht im traditionellen Sinne streng psychoanalytisch ausgerichtet war. So herrschte in dieser Gruppe die Überzeugung, dass auch Psychoanalyse etwas sei, das sich stetig weiterentwickeln müsse. Damit war auch die Erlaubnis gegeben, selbst wissenschaftlich zu denken und zu arbeiten und die Ergebnisse in Veröffentlichungen zu diskutieren. Frau Dührssen war u. a. Mitbegründerin und Herausgeberin der »Zeitschrift für Psychosomatische Medizin und Psychotherapie«. Der Untertitel der Zeitschrift lautete »Organ der Deutschen Gesellschaft für Psychosomatische Medizin und Psychotherapie«. Ihm gefiel der Begriff »psychosomatisch« besonders, verwies er doch auf die Möglichkeit, auch körperliches Krankwerden psychodynamisch zu interpretieren.

Bei der vielen Arbeit passierte es ihm, dass er eines abends, nach etlichen Stunden Diktier- und Schreibarbeit, beim Verlassen der Ambulanz auf ein großes Aufgebot von Polizei und Feuerwehr traf, die ihn streng fragten, wo er herkomme und was er hier tue; das Haus sei schon seit Stunden wegen Bombenalarms evakuiert und gesperrt. Er wunderte sich und versicherte, dass in seiner Kelleretage heute alles einen friedlichen Eindruck gemacht hätte, vielleicht abgesehen von der Kinder-Gruppentherapie, in der es immer etwas lauter zugehe. Freilich konnte er sich bei manchen in Not geratenen Bewohnern dieses nicht ganz unproblematischen Stadtviertels auch vorstellen, dass sie gelegentlich den Impuls hatten, mit Bomben zu drohen.

Brief von Anne: »Lieber G., nun bin ich doch erleichtert, dass der unruhig umherschweifende Philobat in einer therapeutischen Familie angekommen ist, die ihm nicht nur jede Menge Arbeit abverlangt, sondern auch eine Struktur bietet und ihm die Grundlagen einer beruflichen Identität zur Verfügung stellt. Wie er

das wohl aushält? Ich bin gespannt, den Fortgang zu erfahren. Beste Grüße, Deine A.«
G. antwortet: »Liebe Anne, ich wundere mich selbst über diese bürgerliche Entwicklung, aber da spielen auch partnerschaftliche Entwicklungen eine Rolle, die für mich zunehmend wichtig wurden, die ich aber hier nicht ausbreiten will. Mit herzlichen Grüßen, Dein G.«

Arbeitsstress und Reiseerinnerungen

Angesichts der umfangreichen Arbeit, die ihn im Souterrain des Instituts festhielt, kamen ihm zuweilen anfallsartig Erinnerungen an seine zahlreichen schönen Reiseerlebnisse in den Sinn. Mit ihren beiden Söhnchen waren ein Freund und er in einem am Flughafen gemieteten Kleinwagen über das Atlas-Gebirge bis zum nördlichen Rand der Sahara gefahren, sie hatten im Zelt geschlafen und waren dann, westwärts fahrend, schließlich an die Atlantikküste gekommen. Nach der Fahrt durch das heiße, trockene Binnenland genossen sie, am breiten Sandstrand des Atlantiks im Schatten einer Plane sitzend, den angenehm frischen Seewind, als eine einzelne Welle des bewegten Meeres nicht wie alle anderen nach einigen Metern auf dem breiten Strand umkehrte und zurücklief. Nein, diese zunächst unscheinbare Welle wurde erstaunlicherweise immer größer und lief weiter: auf ihr Lager zu, über alles Gepäck hinweg den Hang hinauf und dann unter Mitnahme ihrer herumliegenden Sachen erschreckend schnell zurück ins Meer, während jeder der vier versuchte, irgendetwas zu greifen und in die Höhe zu halten, etwa ein Handtuch, nicht aber den Fotoapparat oder die Papiere. Vor allem die Suche nach dem einzigen Autoschlüssel beschäftigte sie lange Zeit, ehe man ihn schließlich sehr erleichtert in einer tropfnassen Jacke fand. Diesmal war er, nun schon etwas älter geworden, erleichtert, etwas Risikoreiches glücklich überstanden zu haben, wobei die Faszination solcher Erlebnisse doch allmählich abnahm.

Freilich dachte er bei der vielen sachlichen Arbeit gelegentlich gern an zurückliegende abenteuerliche Reiseerlebnisse. Eine Fahrt auf dem einsam-wilden Yangtse-Fluss hatte ihn zu chinesischen Großstädten geführt, deren Ausmaße jede Vorstellung übertraf. Eigentlich hätte er damals nach Meinung seiner Hausärztin wegen einer internistischen Erkrankung gar nicht reisen dürfen, aber er wollte sich diese Gelegenheit nicht entgehen lassen und blieb unter konsequenter Tee-und-Zwieback-Diät leidlich gesund. Freilich erlebte er auch heikle Situationen, etwa als ein mitreisender Freund und Kollege, der auf ein Hörgerät angewiesen war, in der Menschenmenge durch einen aufdringlichen Händler, den er nicht gehört hatte, erschreckt wurde und diesen heftig zurückwies, was wiederum den gekränkten Händler zu drohendem Geschrei veranlasste. Er trennte die beiden und erklärte dem Händler gestenreich, dass sein schwerhöriger Freund erschrocken sei, und beruhigte seinen Begleiter, woraufhin beide ihre Beschimpfungen einstellen und voneinander lassen konnten, ohne dass es zu Mord und Totschlag kam, und die zahlreichen interessierten Zuschauer sich wieder zerstreuten.

Wenn er später an solche Reisen zurückdachte, fiel ihm der Unterschied zwischen seinen Erfahrungen und denen anderer Leute auf. Die meisten berichteten gern von genussreichen Aufenthalten in ihren südlichen Ferienwohnungen oder in schönen Hotels, in angenehmer Gesellschaft mit gutem Essen und gepflegten Weinen. Von seinen Reisen hingegen blieb ihm häufig als Fazit die Verwunderung, dass es nochmal gut gegangen ist. So flog er zum Beispiel mit seinen beiden noch kleinen Kindern auf eine Insel im Mittelmeer, mietete am Flughafen ein kleines Auto und fuhr durch die ihm unbekannte ländliche Gegend, um eine Unterkunft für zwei Wochen zu finden. In einem Vorgarten sprach er mit seinem bescheidenen Spanisch einen alten Herrn an, der tatsächlich im Begriff war abzureisen und ihm das kleine Ferienhaus für zwei Wochen vermietete. Glück gehabt!

Am folgenden Tag beschließen sie, erstmals im Meer schwimmen zu gehen. Als er mit den beiden Kindern auf den Armen in das bewegte Meer geht, wird er unerwartet von einer starken Welle umgeworfen, die beiden Kinder werden ihm aus den Armen gerissen und verschwinden unter der Wasseroberfläche. Nach einer ewig langen Schrecksekunde kann er eines nach dem anderen herausfischen und sie ans Ufer tragen, seine Brille bleibt allerdings verschwunden. Fortan fahren sie das Mietauto zu dritt. Die beiden Kinder stehen auf dem Beifahrersitz und sagen dem stark kurzsichtigen Fahrer, wohin er steuern muss. Später findet er in seinem Reisegepäck die vorsorglich mitgenommenen Kontaktlinsen, die ihm zwar die Augen tränen lassen, aber ihm die Sehfähigkeit zurückgeben.

Im Nachhinein kommen ihm solche Geschehnisse nicht nur nostalgisch, sondern auch haarsträubend vor. Und er erinnert sich an nicht wenige ähnliche Geschichten, in denen er Paradiese gesucht und Abenteuerliches gefunden hatte. Freilich ist der gegenwärtige Lebensabschnitt im Souterrain der Krankenkasse durch viel ernsthafte Arbeit bestimmt, sodass man verstehen kann, wenn seine Fantasie sich gelegentlich einen Ausflug in zurückliegende abenteuerliche Erfahrungen gönnt.

Anne schreibt ihm: »Dass hier jemand nach Paradiesen sucht, wird für mich als Leserin nicht wirklich erkennbar. Vielmehr schildert er voller Stolz, wie er eine problematische Situation nach der anderen – in die er sich selbst hineinmanövriert hat –

glücklich übersteht. Vielleicht ist das das Lebensgefühl eines Menschen, der von klein auf Katastrophen überlebt hat und sich damit beweist, dass er unsterblich ist. Ob er irgendwann doch noch altersweise oder zumindest erwachsen wird? Ich würde es ihm sehr wünschen!

Mit besten Grüßen, Anne«

7 Von der therapeutischen Praxis zur wissenschaftlichen Evaluierung

Ein Wendepunkt des Interesses

Als Jugendlicher und junger Erwachsener war er von der Vielfalt der Welt fasziniert, von den fremden Regionen und unterschiedlichen Landschaften, ganz besonders von der Unterwasserwelt, aber auch von den kulturellen Zeugnissen in Ausgrabungen und in der Literatur, von den kreativen und unübersehbar destruktiven Seiten vergangener Kulturen. Es ging ihm dabei um die Menschen schlechthin und um die von ihnen jeweils geprägte reale Welt, mit beidem hatte er sich lesend und reisend beschäftigt. Davon war im ersten Teil dieses Buches die Rede. Seine größte Freude war es, von dieser Welt nicht nur zu lesen, sondern reisend in ihr unterwegs zu sein.

Der zweite Schwerpunkt, der sich mit zunehmendem Erwachsenwerden und sozialer Einbindung in der eigenen Berufsgruppe ausbildete, führte schließlich zur Entwicklung einer beruflichen und wissenschaftlichen Tätigkeit als Psychotherapeut und damit zu einer beruflichen Identität. Diese musste nicht zwangsläufig mit dem 65. Lebensjahr beiseitegelegt werden, vielmehr konnte er bis in die Mitte seiner 80er-Lebensjahre in diesem Bereich aktiv bleiben.

An dieser Stelle angekommen, schreibt er den vorliegenden Bericht, der jetzt nicht mehr von Fernreisen und Abenteuern handelt, sondern zunehmend vom psychotherapeutischen Zuhören und dem Bemühen, Patienten mit sich selbst und ihrer Geschichte vertraut zu machen, sodass sie ihr eigenes Leben zu verstehen und zu akzeptieren lernen. Der Therapeut/die Therapeutin ist dabei behutsamer Begleiter, der seine Patienten ermutigt, ihr Leben und ihre eigene Person zu akzeptieren und zu verantworten, nachdem sie zuvor unter sich selbst gelitten und sich abgelehnt haben und unter Verstimmungen, Ängsten und körperlichen Beschwerden zu leiden hatten. Jetzt wird es möglich, den Zugang zu einem Selbst zu finden und einen Zukunftsentwurf zu gestalten. Dass dies mit ihnen geschah, wurde den Patienten unter therapeutischer Begleitung allmählich bewusst; sie registrierten, dass sie in vielen Bereichen neue Menschen zu werden begannen.

Was die frühere Reiselust des alt gewordenen Therapeuten betrifft, die zeitweise wie eine Reisewut imponierte, gibt es heute wenig zu berichten. Er besucht gelegentlich reizvolle Gebiete am Meer oder in den Alpen, aber darin findet sich nichts mehr von den früher gesuchten Abenteuern und Risiken, zumal diese Reisen gemeinsam mit vertrauten Menschen verwirklicht werden.

Beruflich geht es nun ganz überwiegend darum, Patienten auf dem Umweg über Supervision von jungen Therapeuten bei ihren Reisen in das eigene Innere und in ihre Geschichte zu begleiten. Damit unterstützt er sie vor allem darin, das eigene Leben zu verstehen und zu akzeptieren, nachdem sie zuvor unter sich selbst gelitten und sich abgelehnt hatten und vor sich selbst davongelaufen waren.

Vom Psychotherapie-Institut zur Universität

Die rund 20 Jahre, die er in Berlin verbringt, bilden einen starken Kontrast zu den vorausgegangenen zwei Jahrzenten der Kindheit und Jugend, die von Krieg und Nachkriegszeit in einer kleinstädtischen Industrieregion und einer ländlichen Universität geprägt waren. Berlin bedeutet den Zugang zu einer großstädtischen Welt der Wissenschaft und der Kunst, aber auch des gesellschaftlichen Diskurses. In der wirbelnden Vielfalt dieser Angebote sah er manche Altersgenossen untergehen, aber für sich fand er zunehmend dort eine geistige Heimat und eine lebendige Gemeinschaft, wo man sich für kranke und behandlungsbedürftige Menschen psychotherapeutisch engagierte und sich in diesem therapeutischen Kontext grundsätzliche Gedanken über das Wesen des Menschen machte.

Aus dem Leidensgefühl der Patienten resultiert – zumindest bei einem Teil von ihnen – das Bedürfnis, sich einem professionellen Helfer anzuvertrauen und sich auf eine therapeutische Zusammenarbeit einzulassen. Das bedeutet, dass ein bisher Fremder Einblick in die Lebenserfahrungen der Patientinnen und Patienten, in ihre Geschichte, die darin gewachsenen Überzeugungen und schließlich in ihr Scheitern und Krankwerden nehmen darf und dass beide gemeinsam sich darüber Gedanken machen, wie diese Entwicklung zu verstehen ist und wie eine Veränderung der Lebenssituation möglich werden könnte. Was ein Psychotherapeut dabei vertraulich erfährt, spiegelt die ganze Bandbreite menschlichen Erlebens wider, insbesondere aber schwierige Erfahrungen des Scheiterns, der Trauer und Enttäuschung und der vergeblichen Versuche, das Lebensgleichgewicht zu halten. Über diese Themen müssen Patienten und Therapeuten gemeinsam nachdenken und miteinander sprechen können. Das geschieht in einem sich über lange Zeit erstreckenden Dialog und in einer eine sehr speziellen (Übertragungs-)

Beziehung, die von den TherapeutInnen professionell gehandhabt werden muss.

Angesichts dieser oft anstrengenden Aufgabe verwundert es nicht, dass speziell die jüngeren Berliner Therapeutinnen und Therapeuten auch untereinander Kontakte pflegten, sich am Wochenende gegenseitig in einen Garten einluden und in den Winterferien im Konvoi von einem halben Dutzend Autos zum Skifahren in die Alpen fuhren, wo sich in einem gemeinsam gemieteten großen Haus zwischen den Kolleginnen und Kollegen und ihren Familien eine bemerkenswerte Gruppendynamik entwickelte.

Frau Dührssen, die Magna Mater dieser Therapeutenfamilie, seit 1965 Honorarprofessorin der Freien Universität Berlin, wurde schließlich auf die Leitung einer neu gegründeten Universitätsabteilung berufen, die im Klinikum Charlottenburg für das neue medizinische Fachgebiet »Psychosomatische Medizin und Psychotherapie« geschaffen wurde. Sie entschied sich, die Leitung des AOK-Instituts mit halber Stelle beizubehalten, weil sie dort zahlreiche MitarbeiterInnen hatte, die sie auch für den nun anstehenden Studentenunterricht einsetzen konnte. Zu dem neu gegründeten universitären Fachbereich gehörten auch die zahlreichen Abteilungen der Psychiatrischen Klinik; so entstand hier eine breitgefächerte Psycho-Institution, in der nun auch das Psychotherapeutische seinen Platz und viel interessante Nachbarn hatte.

Diagnostik und Therapie

In diesem neu entstandenen universitären System bot ihm Frau Dührssen die Stelle eines fest angestellten wissenschaftlichen Mitarbeiters im Rang eines Assistenzprofessors an. Er sagte mit Begeisterung zu und machte sich zusammen mit fünf weiteren MitarbeiterInnen an die Arbeit in der bis dahin noch wenig strukturierten Universitätsabteilung, die zunächst Räume auf dem Dachboden der Medizinischen Poliklinik erhalten hatte. Ihre Aufgabe umfasste die Diagnostik Psychotherapie-suchender Patienten, die Durchführung ambulanter Einzel- und Gruppenpsychotherapien, Vorlesungen und Seminare für Medizinstudenten in dem nun scheinpflichtigen Fach Psychosomatische Medizin und Psychotherapie; ferner die wissenschaftliche Begleitung von Doktoranden, die Planung und Durchführung eigener Forschungsprojekte und Mitarbeit in universitären Gremien. Hier war ihm die Zusammenarbeit mit Altersgenossen wie U. Rüger, D. Stille, K. Lieberz und G. Horstkotte besonders wichtig.

In dem neu geschaffenen Fach gab es freilich noch keine inhaltliche und didaktische Tradition, sodass es galt, Unterrichtsformen zu entwickeln, die geeignet waren, das Interesse der Studierenden an den psychischen und sozialen Problemen der PatientInnen, den psychosomatischen Symptombildungen und den psychotherapeutischen Behandlungsansätzen zu wecken. Da ging es freilich mitunter auch heftig zu, da dieses neue Fach gerade in Berlin auch politisch engagierte Studenten, insbesondere Psychologinnen und Psychologen, anzog. Diese hatten ihre eigenen, häufig marxistischen Vorstellungen von den Zusammenhängen zwischen Erkrankungen und gesellschaftlich sozialen Problemen der Patienten. In Konsequenz dessen versuchten sie zuweilen, die vorgestellten Patienten aus dem Hörsaal zu bringen, weil sie überzeugt waren, Kranke brauchten keine Psychotherapie, sondern zuerst einmal ein verändertes, zum Beispiel marxistisches politisches Bewusstsein ihrer aktuellen Lebenssituation. In dieser politisierten, oft sehr aufgeregten Situation taten sich die jüngeren Mitarbeitenden leichter als die älteren, an herkömmlichen Traditionen orientierten Kolleginnen und Kollegen, und auch der Autor fand sich in dieser Welt, in der es zunächst kein eindeutiges Oben und Unten gab, recht gut zurecht.

Man darf sich fragen, was hier eigentlich geschieht. Ein vormals sehr unruhiger Mensch, der am liebsten in der Welt herumgereist ist, wird sesshaft. Er findet in seiner Chefin und seinem Lehrtherapeuten ein wohlwollendes Elternpaar, das ihn gleichsam adoptiert, seine Interessen fördert und ihn in seiner Produktivität unterstützt. Freilich löst sich seine vor Jahren eingegangene Partnerschaft nun auf, die Wunschvorstellungen und Lebensentwürfe beider Partner hatten sich in unterschiedliche Richtungen entwickelt.

Wissenschaftliches Arbeiten

In dieser sehr bewegten universitären Welt beginnt er nun seine eigentliche wissenschaftliche Tätigkeit, die sich inhaltlich anhand seiner Publikationen nachvollziehen lässt. Das heißt, fortan geht es nicht länger um Reiseziele, sondern um wissenschaftliche Projekte und ihre Publikation. Nach einer Reihe von Zeitschriftenartikeln veröffentlicht er 1977 sein erstes Buch (»Krankheiten im Grenzbereich von Neurose und Psychose«).

Darin werden zwei unterschiedliche diagnostische Kategorien des psychischen Krankseins (Neurose und Psychose) hinsichtlich ihrer Psychodynamik und ihrer psychotherapeutischen Behandelbarkeit diskutiert. Der Begriff Grenzbereich verweist auf die klinische Tatsache, dass es Zwischenbereiche geben kann, die auf der einen Seite die Hoffnung auf Genesung bei einer relativ stabilen, aber neurotische Struktur der Persönlichkeit begründen, auf der anderen Seite aber auch die Sorge um eine drohende (psychosenahe) Desintegration nahelegen können. In der späteren Neuauflage dieses Buches (1987) wird speziell das Konzept der Intentionalität bzw. ihrer Störung als Unterscheidungsmerkmal zwischen konfliktneurotischen und strukturellen Störungen herausgearbeitet.

Als Habilitationsleistung mochte die für ihn zuständige Ordinaria Frau Prof. Dührssen dieses Buch (1977) und die 17 vorgelegten Veröffentlichungen in Zeitschriften noch nicht akzeptieren. Sie empfahl ihm, eine darüber hinaus gehende empirische Studie vorzulegen. So reichte er ein Jahr später (1978) eine solche Arbeit als Habilitationsschrift ein. Deren Titel lautete »Der psychische und Sozial-Kommunikative Befund (PSKB). Vorschlag einer standardisierten Erfassung neurotischer Befunde«.

Die Arbeit umfasst 188 Seiten, sie beginnt mit der Diskussion von vorliegenden Dokumentationssystemen in der Psychiatrie und Psychotherapie und kommt dann zu dem Entwurf eines eigenen Befundsystems und dessen praktischer Anwendung bei 140 tiefenpsychologisch untersuchten Patienten, bei 41 Patienten nach tiefenpsychologischer Psychotherapie und 19 Patienten nach psychoanalytischer Behandlung. Diese Studie wurde in Verbindung mit den bereits genannten veröffentlichten Arbeiten von der Fakultät nach mündlicher Prüfung und Probevorlesung als Habilitationsleistung anerkannt, und der 40-Jährige erhielt den Titel eines Assistenzprofessors der Medizinischen Fakultät im Klinikum Charlottenburg der Freien Universität Berlin.

Zwei Jahre später bewarb er sich nach dem altersbedingten

Ausscheiden von Frau Dührssen auf die Leitungsstelle der Abteilung und wurde auf der Grundlage der mittlerweile von ihm durchgeführten Studien und zahlreicher Veröffentlichungen zum Professor (C2) der Freien Universität Berlin/Klinikum Westend und zum vorläufigen Leiter der Abteilung ernannt.

Eine alte universitäre Maxime lautet »publish or perish«. Wer in dem etablierten Wissenschaftsbetrieb auf Dauer mitmachen möchte, muss sich durch Veröffentlichungen in angesehenen Zeitschriften, durch Buchpublikationen und Vortragstätigkeit eine Reputation erwerben und sie pflegen. Wichtiger Maßstab ist der Ruf der Institution, in der die Ergebnisse erarbeitet, und der Rang der Zeitschriften, in der sie veröffentlicht wurden – gemessen an deren Impact-Punkten, was aber für Grundlagenwissenschaften bedeutsamer ist als für den klinischen Bereich; hier spielt die Praxisrelevanz eine größere Rolle. Es ging zu jener Zeit in diesem psychotherapeutischen Bereich um Themen der diagnostischen Zuordnung, um prognostische Aspekte und um den Nachweis der Wirksamkeit von therapeutischen Maßnahmen, ferner um die Abklärung von Entstehungsbedingungen der jeweiligen Störung. Darüber hinaus galt es, die Chancen und Risiken von unterschiedlichen therapeutischen Maßnahmen zu untersuchen.

Für derartige Befunde und Ergebnisse ist insbesondere das Maß der Übereinstimmung (zwischen mehreren Untersuchern oder zwischen Therapeuten und unabhängigen Außenbeobachtern) wichtig. Freilich zielt der psychoanalytische Ansatz primär in eine andere Richtung als es die Wertvorstellungen des empirisch wissenschaftlichen Vorgehens verlangen: In dem psychoanalytisch-therapeutischen Vorgehen wird dem subjektiven Erleben des Therapeuten in der Beziehung zu seinen Patienten eine entscheidend wichtige Bedeutung zugemessen. In der empirischen Forschung jedoch gilt es, über diese subjektiven Einschätzungen hinaus die Befunde so weit zu objektivieren, dass sie rechnerisch verglichen werden können. Zwischen diesen beiden sehr unterschiedlichen Prinzipien des wissenschaftlichen Vorgehens versuchten wir zu jener Zeit, in der psychosomatisch-psychotherapeutischen Medizin eine plausible Verknüpfung herzustellen. Einige Resultate dieser Bemühungen werden in den folgenden Abschnitten beschrieben.

Studien und Veröffentlichungen

Im Folgenden soll die wissenschaftliche Arbeit anhand der wichtigsten Buch-Veröffentlichungen in den folgenden Jahren vorgestellt werden. Deren Hintergrund bilden darüber hinaus ca. 240 Einzel-Publikationen in Fachzeitschriften oder Fachbüchern. Das erste Buch (»Krankheiten im Grenzbereich«) war, wie bereits erwähnt, 1977 veröffentlicht worden.

Als Ergebnis klinischer Studien der folgenden Jahre erschien als nächstes Buch:

- Rudolf G (1981). Untersuchung und Befund bei Neurosen und psychosomatischen Erkrankungen. Materialien zum »Psychischen und Sozialkommunikativen Befund (PSKB)«.

Dieses Buch enthält als diagnostischen Ordnungsvorschlag ein neu entwickeltes Befundsystem (»Der psychische und sozialkommunikative Befund PSKB«), mit dessen Hilfe das Erleben und Verhalten der Patienten standardisiert beschrieben werden kann, sodass sich im Vorher-Nachher-Vergleich des einzelnen Behandlungsverlaufs die therapeutisch erreichte Befundverbesserung abbilden und gewichten lässt. Für einen wissenschaftlich engagierten Psychotherapeuten bedeutet es einen großen Schritt, das subjektive Erleben der Patienten durch eine standardisierte Beschreibung der Befunde objektivierend zu ergänzen. Das ist ein Vorgehen, das für manche konservative Psychoanalytiker jener Zeit des Teufels schien, wie aus Zuschriften zu erkennen war (»Wir haben doch das, was Freud uns gegeben hat, mehr brauchen wir nicht!«).

Der Nutzen des vorgeschlagenen Verfahrens lag darin, dass die standardisierte Beschreibung der vielfältigen neurotischen Muster des Erlebens und Verhaltens, insbesondere des Beziehungsverhaltens, einen therapiebezogenen Vorher-Nachher-Vergleich ermöglichte. Wie bereits erwähnt, kollidierte diese Zielsetzung einer wissenschaftlichen Beurteilung von Behandlungsergebnissen mit dem traditionellen psychoanalytischen Denken, sodass sich deren Wege und die eines empirisch ausgerichteten psychotherapeutischen Vorgehens an dieser Stelle zwangsläufig trennen mussten.

Fortan war die Erforschung des psychotherapeutischen Geschehens in der Abteilung, die er nun leitete, das vorrangige Ziel. Gemeinsam mit den MitarbeiterInnen wurde ein sehr differenzierter Förderantrag entwickelt und beim Bundesforschungsministerium eingereicht. Das Thema lautete: »Indikationsentscheidung und Therapierealisierung in unterschiedlichen therapeutischen Praxisfeldern«. Der Antrag wurde schließlich befürwortet und das Vorhaben gefördert, sodass weitere MitarbeiterInnen eingestellt werden konnten. So konnte eine kompetente Forschungsgruppe aufgebaut werden, von der in der Folgezeit in Zusammenarbeit mit mehreren Kliniken und zahlreichen Praxen die angesprochenen Fragestellungen der Psychotherapie bearbeitet wurden.

Zunächst beschäftigte man sich auf der Grundlage einer standardisierten Dokumentation mit Themen der psychotherapeutischen Indikationsstellung, der therapeutischen Arbeitsbeziehung und deren Auswirkung auf das Behandlungsergebnis, ferner mit der Erfassung von Qualität und Ausmaß der therapiebedingten Veränderung aus der Sicht von Patienten und Therapeuten sowie dem Befinden der Patienten drei Jahre nach Beendigung der Behandlung.

Es erforderte weitere ein bis zwei Jahre, bis detaillierte Antworten auf die genannten Fragen vorlagen. Die zusammenfassende Buchveröffentlichung konnte erst 1991 erfolgen. Hier zunächst einige Beispiele von Einzelveröffentlichungen in Fachzeitschriften, die das Forschungsthema deutlich werden lassen:

- Rudolf G, Stille D (1982). Die Einschätzung von Neurosenbefunden bei 615 ambulanten Psychotherapie-Patienten.
- Rudolf G (1984). Die Bedeutung der Angst bei neurotischen und psychosomatischen Krankheitsbildern.
- Rudolf G, Stille D (1984). Der Einfluss von Krankheitsbild und Krankheitsverhalten auf die Indikationsentscheidung in der Psychotherapie.
- Rudolf G, Stille D (1984). Wege der klinischen Urteilsbildung: Die Einschätzung der Neurosenschwere und Behandlungschancen durch unterschiedliche Therapeutenpersönlichkeiten.
- Stille D, Rudolf G (1982). Krankheitsbilder und Krankheitsverhalten bei 615 ambulanten psychosomatischen Patienten.

Freilich gab es zu jener Zeit auch außerhalb der genannten Forschungsprojekte vielfältige berufspolitische Themen, die ihren Niederschlag in Publikationen fanden, so zum Beispiel:

- Rudolf G, Rüger U, Studt HH (1987). Psychoanalyse der Gegenwart. Eine kritische Bestandsaufnahme 75 Jahre nach der Gründung der Deutschen Psychoanalytischen Gesellschaft.

In diesem Sammelband diskutiert eine größere Anzahl von Mitgliedern der Deutschen Psychoanalytischen Gesellschaft die für sie zu jener Zeit gültigen Essentials der psychoanalytischen Theorie und Behandlungspraxis.

- Rudolf G, Rüger U (1988). Die Psychoanalyse Schultz-Henckes.

Ähnlich wie in dem vorgenannten Buch findet sich auch hier eine Anzahl von psychoanalytischen Autoren, die zu der aktuellen Bedeutung des »Gründervaters« Schultz-Henke und die auf ihn zurückgehenden Persönlichkeits- und Behandlungskonzepte Stellung nehmen.

Die beiden letztgenannten Veröffentlichungen spiegeln vorrangig die traditionelle Sichtweise einer psychoanalytischen Gruppierung neoanalytischer Prägung im Blick auf ihr Krankheitsverständnis und ihre therapeutische Zielsetzung, aber sie lassen auch eine zunehmende Bandbreite von unterschiedlichen Meinungen und abweichenden Überzeugungen erkennen. Es wird in jenen Jahren zunehmend spürbar, dass die Mitglieder der Fachgesellschaft um ihre psychoanalytische Identität ringen.

Im Unterschied dazu sind die zuvor genannten und auch die folgenden empirischen Untersuchungsansätze und Schlussfolgerungen nicht mehr im engeren Sinn »psychoanalytisch«, wenn sie zum Beispiel das Ziel verfolgen, die Patient-Therapeut-Dyade einem außenstehenden Untersucher zu öffnen – etwas, das heute für viele TherapeutInnen selbstverständlich ist, aber für die meisten Psychoanalytiker jener Zeit kaum vorstellbar war.

Der zusammenfassende Bericht über die eingangs genannten, vom Bundesforschungsministerium geförderten Untersuchungen und deren Ergebnisse konnte erst 1991 erscheinen (das hat mit den Arbeitsbedingungen bzw. ihren Veränderungen zu tun, die im Weiteren beschrieben werden).

- Rudolf G (1991). Die therapeutische Arbeitsbeziehung.

Ende der 80er-Jahre wurde für die C4-Stelle/Nachfolge von Frau Prof. Dührssen eine neue Leiterin/ein neuer Leiter gesucht. Darauf bewarben sich einige ältere erfahrene Kollegen aus »Westdeutschland«, wie man in Berlin zu sagen pflegte, und einer von ihnen wurde als Nachfolger nominiert. Es erfolgte jedoch Einspruch von politischer Seite: Die Ausschreibung sollte weniger eine psychotherapeutische Ausrichtung erhalten und mehr auf Grundlagenwissenschaften hin definiert werden, insbesondere solle man sich um amerikanische Bewerber bemühen.

Diese zeigten, falls es sie denn gab, jedoch kein Interesse, es gingen keine entsprechenden Bewerbungen ein, sodass schließlich ein an Grundlagenforschung interessierter deutscher Bewerber berufen wurde.

Nach jahrelanger selbstständiger Arbeit war ich freilich nicht motiviert, mich in ein fremdes wissenschaftliches Projekt einbinden zu lassen. Ein lokaler Bewerber ist in seiner Heimatuniversität ohnehin chancenlos, ich hatte mich daher nicht beworben. Als überzeugter Wahlberliner hatte ich jedoch wenig Neigung, die Stadt zu verlassen und plante daher, ein Institut zu gründen, in dem insbesondere Fragen der Supervision wissenschaftlich untersucht und Anfänger-Therapeuten in ihrer praktischen Arbeit gefördert werden sollten. Ich war von der Notwendigkeit guter ambulanter Psychotherapie nach wie vor überzeugt, hatte aber den Eindruck, dass Therapeuten am Ende ihrer Ausbildung zwar theoretisch hinreichend informiert sind, aber hinsichtlich des praktisch therapeutischen Handelns oft noch recht ratlos wirken und eine wissenschaftlich fundierte Anleitung für eine gute Praxis brauchen könnten. So war es meine Vorstellung, speziell dieser Gruppe in einem zu gründenden Institut ein praxisnahes Angebot zu machen.

8 Die Universität Heidelberg

Ein Neubeginn

In den bundesdeutschen Universitäten gab es zu jener Zeit zugleich drei medizinische Fakultäten, in denen Lehrstühle für Psychosomatische Medizin und Psychotherapie zu besetzen waren. Vor dem Hintergrund der oben genannten Überlegungen hatte ich mich nicht beworben, wurde jedoch von den ausscheidenden Hochschullehrern angerufen und gefragt, wo denn meine Bewerbung bleibe. Ich teilte ihnen mit, dass es mir schwerfallen würde, Berlin zu verlassen, und dass dem Vernehmen nach doch schon entschieden sei, wer wohin berufen werden solle – was aber von den Ausscheidenden entschieden zurückgewiesen wurde, verbunden mit der Aufforderung, nun endlich meine Unterlagen einzureichen. So schickte ich meine Bewerbung an die drei Universitäten und erhielt zu meiner Überraschung drei Einladungen, mich vorzustellen. Als Ergebnis dieser Kontakte und Probevorlesungen erhielt ich 1988 einen Ruf auf die Leitung der Psychosomatischen Universitätsklinik Heidelberg und zeitgleich einen Ruf nach Düsseldorf. Von beiden Einrichtungen hatte ich einen sehr guten Eindruck gewonnen, zumal ich den bisherigen Leiter in Heidelberg, Prof. Bräutigam, schon während meines Medizinstudiums in Homburg/Saar kennengelernt hatte, wo er, wöchentlich mit der Bahn anreisend, für einige wenige psychosomatisch interessierte Studenten ein Seminar angeboten hatte. So entschied ich mich aufgrund der positiv verlaufenden Bewerbungsgespräche für Heidelberg und begann dort 1969 meine Arbeit.

Heidelberg ist, aus Berliner Perspektive, eine kleine Stadt, in der die Universität der größte Arbeitgeber und die Medizinische Fakultät deren größter Teilbereich ist. In diesem großen Ganzen darf man sich die Psychosomatische Klinik als relativ kleine, aber traditionsbewusste Einrichtung vorstellen. Sie wurde vor der Abschaffung geschützt durch eine Studienordnung, die für Medizinstudenten obligate Vorlesungen und Praktika in diesem Fach vorsieht. Das Interesse mancher Medizinstudenten an dieser Thematik schien zu jener Zeit eher begrenzt. Sie waren stärker an objektivierbaren Körperkrankheiten interessiert, weniger am psychischen Befinden und subjektiven Erleben von Patienten.

Umso größer war schon damals das Interesse der Psychologie-Studierenden, sodass bald auch persönliche Kontakte und Forschungskooperationen mit dem Psychologischen Institut zustande kamen. Inzwischen ist es selbstverständlich, dass psychologische MitarbeiterInnen in der Psychosomatik eine wichtige Rolle als methodische und therapeutische SpezialistInnen spielen.

Darüber hinaus hatte Heidelberg zu jener Zeit zwei psychosomatische Einrichtungen, eine mehr internistisch und anthropologisch ausgerichtete, sie stand in der von Weizsäcker'schen Tradition und gehörte zu dem Internistischen Fachbereich. Die andere, mit den Namen Bräutigam und Mitscherlich verbunden, war eine psychoanalytisch-psychotherapeutisch ausgerichtete Klinik mit einer großen Ambulanz und einer mittelgroßen Station. Sie bildete zusammen mit der Abteilung für Medizinpsychologie und der Abteilung für Familientherapie eine Einheit.

Diese Psychosomatische Klinik wurde für die nächsten

knapp zwei Jahrzehnte meine Arbeitsstätte. Hier hatte ich Gelegenheit, die in Berlin begonnenen Forschungsaktivitäten, zum Teil mit Kolleginnen und Kollegen, die mir von Berlin nach Heidelberg gefolgt waren, fortzuführen und darüber hinaus mit zahlreichen Kolleginnen und Kollegen aus anderen Universitäten sehr effektiv zusammenzuarbeiten.

Wie soll sich ein neuer Chef gegenüber der gewachsenen Struktur einer Institution verhalten? Soll er, wie ich es auch schon erlebt hatte, alles einreißen, um die Einrichtung mit neuen Leuten und andersartigen Zielsetzungen umso effektiver neu zu gestalten? Mein Versuch war es, zunächst einmal das Bestehende zu wertschätzen. Damit machte ich freilich meine Erfahrungen, als ich einer Gruppe von politisch engagierten MitarbeiterInnen zugestand, in der Klinik eine von ihnen seit langem geplante Gedächtnis-Veranstaltung zum 50. Jahrestag des Nazi-Überfalls auf Polen durchzuführen. Das wurde freilich von etlichen Fakultätsmitgliedern als politische Aktion missbilligt und mir sehr kritisch mitgeteilt. Umgekehrt wurde ich von den Veranstaltern wegen meiner von ihnen als zu distanziert erlebten politischen Einstellung kritisiert.

So wurde ich daran erinnert, dass es meine Aufgabe als Leiter der Gruppe ist, einen Konsens drüber zu erarbeiten, welches unsere künftigen Aufgaben sein werden, wie wir konkret vorgehen wollen, was unseren Arbeitsstil kennzeichnen und wie wir uns nach außen darstellen sollten. Dabei würde es sich zeigen, wer von den MitarbeiterInnen bereit ist, daran mitzuwirken und wer lieber seine eigenen Wege gehen möchte. Es ergab sich schließlich eine langjährige effektive Zusammenarbeit mit P. Henningsen als Oberarzt und mit C. Oberbracht und T. Grande als Psychologen sowie mit einer ganzen Reihe von psychodynamisch engagierten und methodisch kompetenten Kolleginnen und Kollegen.

Psychosomatische Medizin und Psychotherapie

Mein Vorschlag an die MitarbeiterInnen war es, dass wir uns weniger mit gesellschaftspolitischen als vielmehr mit psychotherapeutisch-wissenschaftlichen Zielsetzungen beschäftigen sollten und dass wir als Erstes versuchen wollen, gemeinsam ein Lehrbuch für Psychotherapeutische Medizin auf psychodynamischer Grundlage zu schreiben, was für uns als neu entstandene Gruppe zugleich bedeutete, sich über den aktuellen Stand in der Entwicklung unseres Faches zu verständigen. Als Autoren des so entstehenden Buches wurden im Vorspann der Klinikleiter und seine MitarbeiterInnen genannt:

- Rudolf G und die Mitarbeiter der Psychosomatischen Klinik (1993). Psychotherapeutische Medizin. Ein einführendes Lehrbuch auf psychodynamischer Grundlage.

Auf dieses Buch lohnt es sich etwas ausführlicher einzugehen, weil es den Versuch darstellte, die Identität des Fachs herauszuarbeiten und in diesem Bemühen zugleich auch die Kohärenz der Klinik-Arbeitsgruppe zu fördern. Rückblickend betrachtet ist beides recht gut gelungen, wie an den zahlreichen Auflagen und verschiedenen Übersetzungen in den folgenden 24 Jahren abzulesen ist.

Die Erstauflage enthält auf 431 Seiten 38 Kapitel und schließt mit den Themen des Gegenstandskatalogs für den schriftlichen Teil des zweiten Abschnitts der ärztlichen Prüfung. (Ich war seit vielen Jahren Sachverständiger im Institut für medizinische Prüfungsfragen.) Unser Ziel war es insbesondere, den Begriff Psychosomatik interdisziplinär zu beleuchten und mit konkreten Inhalten zu füllen – mit den Aspekten der erlebten Körperlichkeit des Menschen, seiner Geschichtlichkeit, der lebensgeschichtlich gewachsenen Struktur der Persönlichkeit, ihren Motivationen, Bedürfnissen und Emotionen und speziell deren unbewussten Aspekten.

Auf dieser Grundlage konnten die vielfältigen Aspekte des Krankseins beschrieben werden: die Störungsbilder des Depressiven, der Angst, des Zwanghaften, des Hysterischen; die typischen Eßstörungen, die posttraumatischen Störungen, ferner die eigentlichen psychosomatischen, so wie die somatopsychischen und die spezifisch sexuellen Störungen. Darauf folgten die Themen der Psychotherapie, ihre allgemeinen und speziellen Vorgehensweisen sowie ihre Settingvarianten, Techniken und die speziellen Forschungsaspekte – dies alles auch bezogen auf den Gegenstandskatalog für den schriftlichen Teil des medizinischen Staatsexamens.

Dieses Buch fand erstaunlich viel Anklang, sodass 1995 eine zweite Auflage und 1996 eine dritte, überarbeitete Fassung beim gleichen Verlag erscheinen konnte. Mitunter überleben die Bücher ihre Verlage, so auch hier: Ab der 4., überarbeiteten und auf 547 Seiten erweiterten Auflage (2000) übernahm der Thieme-Verlag das Buch. Die 5. Auflage erschien dort 2005, die 6., neu bearbeitete Auflage folgte 2008, danach die 7., überarbeitete Auflage 2013, die letzte Auflage erschien 2017:

- Rudolf G, Henningsen P (Hrsg) (2017). Psychotherapeutische Medizin und Psychosomatik. (8. Aufl.)

Im Blick auf die Entwicklungsgeschichte des Lehrbuchs zwischen 1993 und 2017 sind wir der Zeit vorausgeeilt und kehren nun zu dem Ausgangspunkt zurück, d. h. zu den Anfängen im Heidelberg der 90er-Jahre, und werfen einen Blick auf die zu jener Zeit entstandenen Veröffentlichungen. Zeitlich nach der 1. Auflage von »Psychotherapeutische Medizin und Psychosomatik« folgte als nächste Buchveröffentlichung:

- Rudolf G, Rüger U (1995). Registerband 1954–1994 der Zeitschrift für Psychosomatische Medizin und Psychoanalyse.

Dieses Buch enthält das vollständige Register der wissenschaftlichen Beiträge der ersten 40 Jahrgänge der Zeitschrift, geordnet nach Themenschwerpunkten und Autoren. U. Rüger und ich waren dieser Zeitschrift immer sehr verbunden und haben selbst zahlreiche Beiträge darin veröffentlicht. Abgesehen von der Auflistung der Publikationen in den Jahren 1954 bis 1994 werden in dem zweiten Teil des Buches die Beiträge nach 90 thematischen Schwerpunkten gegliedert. Leichter kann man einen Überblick über ein Sachgebiet (Psychosomatische Medizin, Psychoanalyse) kaum gewinnen. Später wurde der Titel der Zeitschrift verändert: Aus »und Psychoanalyse« wurde »und Psychotherapie«, was darauf hinweist, dass der therapeutische Aspekt nun breiter gefasst wird als der ursprünglich eng an das Verfahren Psychoanalyse gebundene.

Inzwischen hatte es sich eingebürgert, dass die Psychosomatische Klinik jedes Jahr ein Symposion zu einem psychosomatisch-psychotherapeutisch relevanten Thema veranstaltete, das auch Themen anstehender Veröffentlichungen nochmals zur Sprache brachte und sie in der Diskussion mit einer großen Anzahl von niedergelassenen Kolleginnen und Kollegen gleichsam einem Praxistest unterzog. Das geschah als Nächstes auf das psychosomatisch bedeutsame Thema der Somatoformen Störungen bezogen, das wir auch in einer Buchveröffentlichung darstellten:

- Rudolf G, Henningsen P (Hrsg) (1998). Somatoforme Störungen. Theoretisches Verständnis und Therapeutische Praxis.

Hier diskutieren 19 Experten den zu jener Zeit aktuellen Stand des theoretischen Verständnisses und der therapeutischen Praxis für die wichtigsten Störungsbilder im psychosomatischen Kontext.

Eine in der zeitlichen Abfolge als Nächstes zu erwähnende Reihe von Veröffentlichungen geht auf eine Initiative der Arbeitsgemeinschaft der Wissenschaftlichen Medizinischen Fachgesellschaften (AWMF) zurück, die ihre Mitgliedsgesellschaften dazu aufgefordert hatte, Leitlinien für ihr jeweiliges Fachgebiet zu entwickeln. Ihr Ziel sollte sein, die medizinische Versorgung in dem jeweiligen Spezialgebiet zu verbessern, indem ein vertieftes Verständnis von Störungen und der darauf bezogenen therapeutischen Maßnahmen erarbeitet wurde. So entstanden unter der Herausgeberschaft von G. Rudolf und W. Eich eine Reihe von Büchern, die jeweils ein klinisches Bild, seine Epidemiologie, die ätiopathogenetischen Modelle sowie Themen der Diagnostik, Therapie und Versorgungsstrukturen zum Thema hatten:

- Flatten G, Hoffmann A, Liebermann P, Siol T, Petzold E (Hrsg) (2001). Posttraumatische Belastungsstörungen.
- Tress W, Wöller W, Hartkamp W, Langenbach M, Ott J (Hrsg) (2002). Persönlichkeitsstörungen.
- Herzog T, Stein B, Söllner W, Franz M (Hrsg) (2003). Konsiliar- und Liaisonpsychosomatik und -psychiatrie.
- Strauß B, Brähler E, Kentenich H (2004). Fertilitätsstörungen: Psychosomatisch orientierte Diagnostik und Therapie.
- Scheib P, Wirsching M (2004). Paar- und Familientherapie.

Anne meldet sich: »Lieber G., das ist nun ein Blick auf eine erstaunliche Veränderung: Der Abenteurer bleibt zu Hause und arbeitet unverdrossen, man könnte auch sagen, er hat sich in die Arbeit gestürzt. Ob er jemals wieder herausfindet oder sich totarbeiten wird? Von einem privaten Leben hören wir nichts mehr, auch nichts von der alten philobatischen Sehnsucht nach den objektlosen Weiten. Wie darf man das verstehen? Liebe Grüße und alles Gute, Deine Anne«

»Liebe Anne, wahrscheinlich ist intensives und effektives Arbeiten – vor allem das Zusammenarbeiten mit kreativen Leuten – auch eine erstaunlich gute Art, den Lebensalltag und Beziehungen zu strukturieren, sich gemeinsam interessante Ziele zu setzen und sich dorthin durchzukämpfen, nun aber nicht mehr als Einzelperson, sondern in Gemeinschaften, im günstigsten Fall in einer Gruppe von befreundeten Kolleginnen und Kollegen. Es grüßt Dich herzlich, Dein G.«

Erlittene Psychosomatik: ein kurzes Zwischenspiel

Der folgende kurze Bericht ist, wenn auch ungewollt, eine weitere Antwort auf Annes Frage in ihrem letzten Schreiben.

Auch erfahrene Psychotherapeuten und Psychosomatiker müssen gelegentlich damit rechnen, dass sie erst durch eine körperliche Symptomatik auf etwas hingewiesen werden, das sie eigentlich übersehen möchten und bisher erfolgreich ausgeblendet haben. Ein solches Thema erlebte auch der Autor, wie man so sagt, »am eigenen Leibe« als zunehmende schmerzhafte Körpersymptomatik, die ihn daran hindert, in gewohnter Weise längere Strecken zu laufen, sodass er schließlich seine abendlichen Waldläufe ganz aufgeben musste, zumal er zweimal schmerzhaft gestürzt war. Seine Rückenschmerzen steigerten sich allmählich derart, dass er morgens nicht mehr wusste, wie er in sein Auto einsteigen soll und wie er abends am Schreibtisch arbeiten könnte. So zimmerte er sich zu Hause selbst ein improvisiertes Stehpult, das es ihm abends einigermaßen erlaubte, zu schreiben, das Autofahren aber blieb durch die Schwierigkeiten beim Ein- und Aussteigen eine Qual.

Solche Patienten würden sich üblicherweise Gedanken machen, an welche ärztliche Disziplin sie sich wenden sollten, vielleicht an einen Orthopäden oder einen Schmerztherapeuten, aber Psychotherapeuten tun sich damit schwer. Sie spüren den Anspruch, sich selbst zu heilen, aber genau das gelingt nicht. Schließlich erinnerte er sich an eine ältere Körpertherapeutin, die ich in einem Seminar kennengelernt hatte, und wandte sich mit einiger Verlegenheit an sie. Es dauerte einige Zeit, bis der Patient zulassen konnte, dass die zierliche ältere Frau mit erstaunlichem Kraftaufwand seine Muskulatur lockerte und ihn bei lauter Musik und offenen Fenstern ihrer Praxis (was ihm anfangs sehr peinlich war) seine Muskulatur im Ganzen mobilisierte und auflockerte. Er begann nicht nur wieder zu laufen, sondern sich erstaunlicherweise auch nach Frauen umzusehen. Ein dreiviertel Jahr später war sein Bewegungsbedürfnis so weit wieder hergestellt, dass er seinen Bruder anrief und ihn mit dem Vorschlag überraschte, gemeinsam die Alpen zu überqueren und nach Italien zu wandern. Sein Bruder war immer schon der Typ des Kurzentschlossenen und sagt sofort zu; so steigen sie im Herbst in der Gegend von Oberstdorf in den Fernwanderweg E5 ein, der sie nach Italien führen sollte.

Es geht mal besser, mal mühsamer, aber es geht voran. Vielleicht ist es kein Zufall, dass sie nah an einem schmelzenden Schneefeld vorbeikommen, in dem kurze Zeit später der »Ötzi« gefunden wird. Wenn immer irgendwo das Eis stärker als zuvor schmilzt, wird das sichtbar, das lange darunter verborgen lag – so läuft es bekanntlich auch in der Psychotherapie. Auch der Gletscher, den sie auf dem Weg zur nächsten Hütte überqueren mussten, war schon ziemlich brüchig und in seiner Tiefe rauschte bedrohlich das Schmelzwasser.

Als sie in der besagten Hütte ankommen, ist diese voll belegt.

Weggeschickt wird niemand, man bietet ihnen an, auf dem Fußboden der Kapelle zu schlafen, sie nehmen an. Am anderen Tag erzählt man ihnen beiläufig, dass hier gegebenenfalls die tödlich verunglückten Bergwanderer aufgebahrt werden. Die Lebenden sind froh, die Kapelle auf eigenen Füßen verlassen zu können, und marschieren weiter in Richtung Italien, wo sie sich etwa eine Woche später später mit Familienmitgliedern treffen, die sie im Auto mit nach Hause nehmen.

Anne schreibt: »Lieber G., das ist schon eher komisch, wie sich selbst ein professioneller Therapeut um seine aktuelle psychosomatische Problematik herummogelt und längere Zeit lieber Schmerzen in Kauf nimmt als etwas Festgefahrenes in seinem Leben zu verändern oder sich zumindest sein Problem bewusst zu machen. Auch Profis haben offenbar eine funktionierende Abwehr und scheinen zeitweise lieber zu leiden als etwas nicht zu Übersehendes zu verändern. Es freut mich für Dich, dass Du schließlich doch Hilfe suchen und in Anspruch nehmen konntest und nun wieder laufen kannst. Wie wollen wir das diagnostisch einordnen, dass Du danach eine Laufstrecke gewählt hast, die schon manchen historischen Wanderer das Leben gekostet hat? Liebe Grüße von Anne, die lieber im Flachland bleibt.«

Die Operationalisierte Psychodynamische Diagnostik (OPD) und ihre therapeutische Nutzung

In den psychosomatisch-psychotherapeutischen Universitätskliniken jener Zeit galt das gemeinsame Interesse einer ganzen Reihe von Kolleginnen und Kollegen seit Ende der 90er-Jahre der Entwicklung eines standardisierten diagnostischen Systems: der Operationalisierten Psychodynamischen Diagnostik (OPD). Zu dieser Gruppe von ca. 40 Personen gehörten Kolleginnen und Kollegen aus allen deutschen Universitätsabteilungen für Psychosomatik und Psychotherapie.

Das herkömmliche psychodynamische Denken im psychoanalytischen Sinne war immer stark durch die Betonung der individuellen Gegenübertragung des psychoanalytischen Diagnostikers bzw. Therapeuten geprägt gewesen, sodass eine Konsensfindung zwischen unterschiedlichen Untersuchern nur schwer möglich war und von vielen auch nicht angestrebt wurde. Vielmehr galt es aus psychoanalytischer Sicht als zentral wichtig, das subjektive Erleben und Verstehen des Patienten in der diagnostischen bzw. therapeutischen Situation Zwei-Personen-Beziehung zu erfassen.

Die OPD-Gruppe war im Unterschied dazu von Anfang an bemüht, mithilfe operational definierter diagnostischer Begriffe übereinstimmende Einschätzungen zu gewinnen bzw. immer wieder zu prüfen, inwieweit das möglich ist. OPD-Studien zeigten, dass man mithilfe dieses Instruments sowohl eine valide qualitative Beschreibung von krankheitswertigen Auffälligkeiten als auch eine Quantifizierung der Störungsschwere vornehmen kann und dass auf beiden Ebenen durchaus eine brauchbare Übereinstimmung der Beurteilung erzielt werden kann. Dadurch wurde es insbesondere auch möglich, in der Psychotherapieforschung Verläufe und Ergebnisse von Behandlungen verlässlicher zu erfassen und zu vergleichen. Der Stand dieser Bemühungen um die Standardisierung psychodynamischer Diagnostik findet sich in sehr zahlreichen Veröffentlichungen, die zunehmend den Charakter von Manualen bekamen und deren Autoren sich in dem »Arbeitskreis OPD« zusammenschlossen.

Zwischen 1996 und 2004 erschienen vier Auflagen eines Buches, das als Autoren bzw. Herausgeber keine Personen nannte, sondern den »Arbeitskreis OPD«. Das ist ein ungewöhnliches Vorgehen, das für die Herausgeber und die zahlreichen (ca. 40) mitarbeitenden Autoren einen Verzicht auf die übliche narzisstische Gratifikation der Namensnennung bedeutete.

- Arbeitskreis OPD (Hrsg) (1996). Operationalisierte Psychodynamische Diagnostik. Grundlagen und Manual.

Es folgten 1998 die 2., korrigierte Auflage, 2001 die 3., aktualisierte und korrigierte Auflage und 2004 die 4., korrigierte Auflage. Ferner erschienen zahlreiche Übersetzungen, von denen ich nicht einmal weiß, in welchem sehr fernen Land diese Sprachen gesprochen oder die geheimnisvollen Schriftzeichen verstanden werden.

Parallel dazu erschienen bei Huber (Bern) drei Bände, die in traditioneller Weise über Einzelaspekte und insbesondere über den Entstehungsprozess der OPD berichten. Hier werden, im Unterschied zu dem OPD-Manual, die Herausgeber und zahlreiche Co-Autoren genannt:

- Schauenburg H, Freyberger HJ, Cierpka M, Buchheim P (Hrsg) (1998). OPD in der Praxis. Konzepte, Anwendungen, Ergebnisse der Operationalisierten Psychodynamischen Diagnostik.
- Schneider W, Freyberger HJ (Hrsg) (2000). Was leistet die OPD? Empirische und klinische Erfahrungen mit der Operationalisierten Psychodynamischen Diagnostik.
- Dahlbender, RW, Buchheim P, Schüßler G (2004). Lernen an der Praxis. OPD und Qualitätssicherung.

Die endgültige und sehr ausführliche Darstellung des OPD-Systems (nun OPD-2 genannt) erschien schließlich 2006. Als Autor bzw. Herausgeber wird in Anlehnung an die Erstveröffentlichung von 1996 auch hier der »Arbeitskreis OPD« genannt:

- Arbeitskreis OPD (Hrsg) (2006). Operationalisierte Psychodynamische Diagnostik OPD-2.

Eine OPD-Variante der Kinder- und Jugendlichen-Psychotherapie erschien 2013:

- Arbeitskreis OPD-KJ-2 (2013). Operationalisierte Psychodynamische Diagnostik im Kindes- und Jugendalter.

Die Einigung psychodynamischer Therapeuten auf *ein* diagnostisches System bedeutet einen großen Fortschritt im diagnostischen Vorgehen, aber auch im therapeutischen Umgang mit psychisch Kranken, dadurch, dass eine lange bestehende (und oft auch verwirrende) terminologische Vielfalt zugunsten eines einheitlichen Begriffssystems überwunden werden konnte. Inzwischen wurde die nächste Überarbeitung abgeschlossen, sodass die Version OPD-3 im Jahr 2023 bei einer OPD-Tagung in Kassel vorgestellt werden konnte.

In meiner langjährigen beruflichen Erfahrung kenne ich kein wissenschaftliches Projekt, das von so vielen Beteiligten aus mehreren Generationen über Jahrzehnte hinweg gemeinsam erarbeitet und weiterentwickelt wurde, wie das in der Operationalisierten Psychodynamischen Diagnostik bis heute der Fall war. Für diese Erfahrung einer konstruktiven Weiterentwicklung dieses diagnostisch-therapeutischen Systems mit zahlreichen Kolleginnen und Kollegen über eine lange Zeit hinweg bin ich allen Beteiligten und insbesondere dem aktuellen Leiter Cord Benecke/Kassel besonders dankbar.

Vom Verständnis der Persönlichkeitsstruktur zur strukturbezogenen Psychotherapie

Die vorausgegangene Beschreibung galt dem diagnostischen System OPD als Ganzem. An dieser Stelle möchte ich einige Bemerkungen über das spezielle Thema der Struktur der Persönlichkeit, ihrer diagnostischen Erfassung und therapeutischen Bearbeitung anschließen, ein Thema, das mir immer sehr am Herzen lag, weil es die Grundlage für weitere psychotherapeutisch wichtige Konzepte bereitstellte, insbesondere das der strukturellen Störung und der Strukturbezogenen Psychotherapie.

Dieses Thema wurde erstmals bei dem jährlichen Symposion der Psychosomatischen Klinik im Jahre 1999 anlässlich des Symposions zu meinem 60. Geburtstag ausführlich diskutiert; die Veröffentlichung erfolgte 2002:

- Rudolf G, Grande T, Henningsen P (2002). Die Struktur der Persönlichkeit. Vom theoretischen Verständnis zur therapeutischen Anwendung des psychodynamischen Strukturkonzepts.

In einem ausführlichen einleitenden Kapitel (S. 2–46) dieses Buches wird die »Struktur als psychodynamisches Konzept der Persönlichkeit« und die darauf bezogene »Strukturbezogene Psychotherapie« erstmals im Einzelnen beschrieben. Der Band enthält 15 Beiträge von AutorInnen, die im Kontext der OPD konzeptuelle, diagnostische und therapeutische Aspekte des Strukturthemas diskutieren.

Eine ausführliche Manualisierung findet das Konzept der Struktur und die Psychotherapie der strukturellen Störung schließlich in einem Buch, das mittlerweile in mehreren Auflagen vorliegt:

- Rudolf G (2004). Strukturbezogene Psychotherapie. Leitfaden zur Psychodynamischen Therapie struktureller Störungen (2. Aufl.: 2006/3. Aufl.: 2013/4., akt. Aufl.: 2020).

Im Laufe der OPD-Entwicklung und der zunehmend selbstverständlich gewordenen diagnostischen Einschätzung der Persönlichkeitsstruktur zeigte sich, dass die strukturellen Fähigkeiten eines Patienten (Fähigkeit zur Selbstwahrnehmung, Selbststeuerung, Abwehr, Objektwahrnehmung, Kommunikation, Bindung) und das globale Strukturniveau durch unterschiedliche Untersucher mit brauchbarer Übereinstimmung eingeschätzt werden können, sodass sich auf dieser Grundlage auch die Indikation zu einer strukturbezogenen Psychotherapie verlässlich stellen lässt.

Diagnostisch gilt es zu prüfen, inwieweit die Patientin/der Patient über strukturelle Fähigkeiten verfügt oder ob erkennbare Defizite bestimmter struktureller Kompetenzen vorliegen, zum Beispiel:

- die Fähigkeit zur Selbstwahrnehmung: Wer bin ich selbst, was ist typisch für mein Erleben und Verhalten, was fällt anderen Menschen an mir auf, was sind meine Stärken und Schwächen?
- die Fähigkeit zur Selbststeuerung: Wie gut kann ich meine Impulse und Emotionen steuern bzw. sie angemessen zulassen?
- die Fähigkeit zur Abwehr: Das ist kein Begriff, den Patienten auf sich selbst anwenden, er erfordert vielmehr die Einschätzung des Diagnostikers, bezogen auf die Steuerungsfähigkeit des Patienten mithilfe (reifer oder unreifer) Abwehrmuster.
- die Fähigkeit der Objektwahrnehmung: Hier geht es um das differenzierte Erleben anderer Menschen, um die realistische Wahrnehmung des Gegenübers als Subjekt.

- die Fähigkeit zur Kommunikation: Sie beinhaltet die Kompetenz, sich mit anderen Menschen in Beziehung zu setzen, sodass ein kommunikatives Erleben von »Ich verstehe dich, ich fühle mich von dir verstanden, wir verstehen uns« resultiert. Das Fehlen dieser Kompetenz hinterlässt ein Erleben von Fremdheit des Gegenübers bzw. des eigene Unverstanden-Bleibens.
- die Fähigkeit zur emotionalen Bindung an andere Menschen: Sie setzt alle genannten strukturellen Kompetenzen voraus: das Selbsterleben, die Selbststeuerung, die differenzierte Abwehr, das realitätsgerechte Objekterleben, die kommunikative Kompetenz.

Das Erleben und Verhalten strukturell gestörter PatientInnen zeigt in diesen kurz beschriebenen Bereichen Beeinträchtigungen, die man früher für nicht behandelbar hielt, weil sie Ichsynton sind und dem Patienten einen selbstreflexiven Umgang mit seinen Lebensproblemen zunächst unmöglich machen. Der Zugang dazu muss in der Anfangsphase der Therapie erst erarbeitet werden, was oft mühsam ist und therapeutische Geduld erfordert. Eine junge Therapeutin sagte mir: »Wenn ich am Ende der Sitzung nassgeschwitzt bin vor Anstrengung, dann weiß ich, dass wir versucht haben, uns den strukturellen Defiziten des Patienten anzunähern.«

Videoaufzeichnungen von solchen Therapien lassen zu Beginn der Behandlung in der Körperhaltung und Bewegung der strukturell eingeschränkten Patienten eine auffallende Unlebendigkeit des Körpers und speziell der Mimik sowie eine Monotonie der Stimme erkennen. Therapeuten erleben diese Beziehungssituation oft als schweißtreibend und anstrengend. Wenn sie aber diese anfänglich unlebendige, wenig kommunikative und nicht animierende Situation mit der Patientin/dem Patienten gemeinsam durchstehen und ihr Beziehungsangebot aufrechterhalten, kommt irgendwann zunehmend Bewegung in den Körper und Lebendigkeit in die Stimme des Gegenübers (was sich spürbar auf die Gegenübertragung auswirkt). Es entsteht allmählich ein Miteinander, wie es für die Interaktion mit schwierigen neurotischen Patieninnen und Patienten typisch und für eine therapeutische Bearbeitung ihrer Problematik notwendig ist.

Strukturell beeinträchtigte Patienten können sich der grundlegenden Tatsache, dass das menschliche Leben grundsätzlich in (erlebten, erhofften oder gefürchteten) Beziehungen stattfindet, nur mühsam annähern. Das macht aber den Kern strukturbezogener Therapie aus, die eine anstrengende, aber letztlich sehr befriedigende therapeutische Aufgabe darstellt. Sie vermag, dem Patienten zunehmend zu einem selbstreflexiven Erleben zu verhelfen, und diese Innenwahrnehmung schafft schließlich die Voraussetzung für ein eigenverantwortliches Handeln, das im Kontext des Zwischenmenschlichen wirksam wird. Aktuelle therapeutische Anleitung dazu bietet außer dem OPD-Manual das bereits erwähnte Buch »Strukturbezogene Psychotherapie« in der 4. Auflage (Rudolf 2020, unter Mitarbeit von L. Hauten und J. Ehrenthal).

G. schreibt an Anne: »Liebe Anne, Du verzeihst mir hoffentlich diese möglicherweise überflutende Schilderungen von therapeutischen Details. Nach meiner Überzeugung handelt es sich um eine nützliche Differenzierung des therapeutischen Verstehens und Handelns; ein Verstehen, das ich in der Anfangszeit meines therapeutischen Arbeitens schmerzlich vermisst habe (und das zu jener Zeit nicht selten durch dogmatische Aussagen ersetzt war). Zugleich bin ich sicher, dass diese Entwicklung des Therapeutischen weitergehen und auch künftig neue produktive Ansätze entwickeln wird. Die Aktivitäten der großen Arbeitsgruppe OPD geben Zeugnis davon. Dafür bin ich dankbar.

Beste Grüße von Deinem inzwischen ziemlich alt gewordenen G.«
Anne an G: »Lieber alt gewordener Onkel G., es stimmt, unsere Themen haben sich geändert. Ich lese in Deinen Ausführungen vieles über fachliche Weiterentwicklungen, die mir – meistens – einleuchten, manchmal auch noch etwas fremd bleiben. Von Deinem Befinden ist kaum noch die Rede, aber vielleicht darf man es auch positiv bewerten, dass Du willens und imstande bist, Dein Privatleben herauszuhalten (aber ich erfahre dennoch manches auf Umwegen, was mich amüsiert, dazu meine herzlichen Glückwünsche!), Deine Anne«

Zur Rezeption des Strukturkonzepts

Im Blick auf die mittlerweile bekannt gewordene Strukturbezogene Psychotherapie gab es bereits vor 20 Jahren interessante Kontakte zu psychotherapeutischen Gruppierungen und Instituten in verschiedenen Orten, so zum Beispiel zu dem Alfred Adler Institut in München. Dort diskutierte man insbesondere Ähnlichkeiten und Unterschiede zu den Konzepten Alfred Adlers, so zum Beispiel zu den von ihm beschriebenen »Lebensstilmustern«. Frau Dr. Eife, eine prominente Vertreterin des Instituts, machte sich die Mühe, Ähnlichkeiten und Unterschiede zwischen den beiden Ansätzen in einer kleinen, vorzüglich strukturierten Schrift zusammenzufassen (Eife: »Die Strukturbezogene Therapie nach Rudolf und die Individualpsychologie Alfred Adlers. Ähnlichkeiten und Differenzen.« A. Adler Institut 2005). Diese bis heute gültige Darstellung macht die unterschiedlichen Ansätze des diagnostischen Verstehens und therapeutischen Handelns sehr deutlich:

- Im konfliktneurotischen Bereich wird der Inhalt von Bedürfnissen, kognitiven Überzeugungen und emotionalen Antworten unter dem Druck von unbewussten Konflikten gegenüber den Objekten betont.
- Die strukturelle Dynamik hingegen ist dadurch gekennzeichnet, dass basale Bedürfnisse der Patientin unerfüllt geblieben sind und äußere Ereignisse zu heftigen Reaktionen führen, zum Beispiel zu emotionaler Überflutung, Entleerung und zu maladaptiven Emotionen, welche intrapsychisch nicht mehr bewältigt werden können und dadurch interpersonell wirksam werden. Darauf reagiert das Subjekt mit Notfallmaßnahmen der Selbstschädigung, Selbstentleerung, evtl. der Suchtentwicklung und destruktiven Beziehungsgestaltung.
- So entsteht ein spezielles klinisches Bild der strukturellen Störung. Es ist gekennzeichnet durch Merkmale wie eingeschränkte Affektgenerierung, unzureichende Affektdifferenzierung, geringe Affekttoleranz, reduzierte Impulssteuerung, eingeschränkte Selbstwertregulierung, beeinträchtigte Fähigkeit zum Objekterleben, eingeschränkte Empathiefähigkeit, ferner durch unzureichende Internalisierung objektbezogener Affekte, uneindeutigen Affektausdruck und eingeschränktes Affektverständnis.
- Die therapeutische Konsequenz im Umgang mit den erlebten strukturellen Einschränkungen der Patienten ist nicht eine deutende Intervention, sondern eine spiegelnde Beschreibung des genannten Erlebens.

Alle diese strukturellen Funktionsstörungen sind Facetten einer Entwicklungsbeeinträchtigung, zugleich begründen sie einen Zustand von Bedürftigkeit und Affektivität, welcher der aktuellen Lebenssituation nicht angemessen ist.

Die therapeutischen Konsequenzen im Umgang mit den

strukturellen Einschränkungen liegen nicht in der deutenden Intervention, sondern in der spiegelnden Beschreibung des Erlebens und Verhaltens.

Der relativ kurze Text von Frau Dr. Eife erscheint mir auch heute noch, 20 Jahre nach seiner Veröffentlichung, als eine sehr brauchbare Kurz-Anleitung zu einem strukturbezogenen Verstehen und darauf bezogenem therapeutischen Handeln.

Strukturspezifisches therapeutisches Handeln

Angesichts der beschriebenen Merkmale des Erlebens und Verhaltens strukturell gestörter Patienten verwundert es nicht, dass die anfängliche Gegenübertragung der Therapeuten sehr negativ sein kann. Aber gerade diese Patienten benötigen vonseiten der Therapeuten eine Aktivität des Entgegenkommens und Bereitseins, die alles aufgreift, was den Patienten im engeren oder weiteren Sinne angeht.

Für die Aufrechterhaltung oder die häufig notwendig werdende Wiederherstellung der verloren gegangenen Therapeut-Patient-Beziehung lassen sich spezifische therapeutische Haltungen empfehlen:

- Eine therapeutische Haltung, die sich voll und ganz hinter den Patienten stellt. Das bedeutet, sich mit der Sicht des Patienten identifizieren zu können, seine Klage emotional aufzunehmen (Containing), das fremde Leid anzunehmen (Erbarmen), sich als Hilfs-Ich zur Verfügung zu stellen, durch Vorsorge Schaden zu vermeiden und therapeutische Hilfestellung zu leisten als Mentor, Coach und unterstützender Elternersatz.

- Eine zweite therapeutisch wichtige Haltung ist die Spiegelung, die dem Patienten im wohlwollenden Interesse ein Bild seines Selbst zeigt und darauf emotional reagiert. Darüber hinaus verweist der Therapeut auf seine eigene Alterität und Identität als abgegrenzte Person – mit dem Ziel der abgrenzenden Objektdifferenzierung, aber letztlich auch einer empathischen Einfühlung in das Gegenüber.
- Als weitere therapeutische Haltung ist es empfehlenswert, sich neben den Patienten zu stellen und mit ihm gemeinsam seine Situation als etwas Drittes zu betrachten – eine Vorübung für die zu erwerbende Reflexion und Einsicht, mit deren Hilfe die Lebenssituation auch in metaphorischen Bildern beschrieben und damit mentalisiert werden kann. So lässt sich eine spezifische Sequenz von therapeutischen Zielsetzungen für strukturell gestörte Patienten beschreiben:
  - Das eigene Verhalten und Erleben als Muster sehen lernen.
  - Das eigene Verhaltensmuster als emotionale Antwort auf die die aktuelle innere oder äußere Situation verstehen lernen.
  - Das Herausarbeiten eines funktionalen Schemas des eigenen Erlebens und Handelns (»Immer wenn ich …, dann …«).
  - Das sichtbar werdende affektive Schema als etwas biographisch Entstandenes akzeptieren, das auch Bewältigungsversuche beinhaltet.
  - Die aktuelle Funktionalität/Dysfunktionalität eigener Verhaltensmuster untersuchen und dabei Nutzen und Schaden abwägen.
  - Die sichtbar gewordenen Verhaltensmuster als etwas Eigenes, ganz Persönliches, in den speziellen Lebensumständen Gewachsenes akzeptieren und die Verantwortung dafür übernehmen.
  - Das Ausprobieren neuer Möglichkeiten als Alternativen zu dem bisher vorherrschenden Erleben und Handeln.

An Beispielen aus den zahlreichen Einladungen in psychosomatische Kliniken und psychotherapeutische Einrichtungen fällt mir im Rückblick auf, dass meine Vorträge bzw. Veröffentlichungen durchaus unterschiedliche Schwerpunkte hatten, je nachdem, ob sie sich an psychotherapeutische Institute und niedergelassene TherapeutInnen, an Fachkliniken oder an universitäre Forschungsinstitutionen richteten.

Eine Veröffentlichung (»Strukturbezogene Psychotherapie: Klinisch therapeutische und entwicklungspsychologische Grundlagen«) in der Zeitschrift für Analytische Kinder- und Jugendlichen-Psychotherapie (Jg. 2007) diskutiert eingangs die Tradition psychoanalytischer Konzepte; sie stellt dabei die frühen Arbeiten von Balint (1959) und sein Konzept der »Primären Objektbeziehungen« in den Vordergrund und beschreibt deren gestörte Entwicklung. Auch Bowlby hatte bereits 1951 die spezifischen Aspekte der frühen Bindung bzw. die Auswirkungen von Trennungserfahrungen betont, die eine basale Beeinträchtigung hinterlassen können, welche er als »Grundstörung« bezeichnete.

Inzwischen hatte die moderne Entwicklungspsychologie und Bindungsforschung eine Fülle von Befunden und Konzepten zu diesem Thema zusammengetragen. Etwa zeitgleich mit der »Strukturbezogenen Psychotherapie« entwarfen Bateman und Fonagy (2004) ihr Behandlungskonzept »Mentalization-based treatment«.

Zu jener Zeit war es mir wichtig, mich um eine Verständigung mit unterschiedlichen therapeutischen Gruppierungen zu bemühen, die zum Teil ihre strikt psychoanalytischen Grundlagen und Vorgehensweisen betonten, sich aber zugleich auf unterschiedliche Gründerpersönlichkeit beriefen, oder aber, im Universitätsbereich, um empirische Fundierungen ihres jeweiligen Ansatzes bemüht waren. Zu jener Zeit war mir die Analytische Kinder- und Jugendlichen-Psychotherapie besonders wichtig, sodass ich bemüht war, dieser Gruppe meinen Ansatz im Blick auf seine entwicklungspsychologischen Grundlagen und psychodynamisch-therapeutische Ausrichtung hin zu verdeutlichen.

Ein Vortrag in Dresden im Jahre 2008 hatte den Titel »Vom Umgang mit Affekten in der Psychotherapie« und fokussiert auf jene ca. 30–40 % der ambulanten Psychotherapie-Patienten, die im Kontakt auffallend schwer zu erreichen und deren Störung schwer zu verstehen ist. Dabei äußerte ich mich nicht als Psychotherapeut, der sich einer bestimmten therapeutischen Tradition verpflichtet fühlt (»Wir Psychoanalytiker«), sondern vielmehr als jemand, der um ein fortschreitendes wissenschaftliches Verständnis bemüht ist, wie es zum Beispiel aus enger Zusammenarbeit der eigenen psychosomatisch-psychotherapeutischen Einrichtung mit psychologischen und psychiatrischen Kollegen resultiert, die im Bereich der Emotionsforschung tätig waren und dort einen eigenen Forschungsverbund gebildet hatten (mit Prof. Krause, Universität Saarbrücken; Prof. Bastine und Prof. Fiedler, Psychologisches Institut, Universität Heidelberg; Prof. Mundt, Psychiatrische Klinik, Universität Heidelberg; Prof. Resch, Kinder- und Jugend-Psychiatrie, Universität Heidelberg).

9 Projekte und Gremien

Gremienarbeit am Beispiel eines Jahres

In den vorausgegangenen Abschnitten habe ich versucht, die universitäre Arbeitssituation in Berlin und in Heidelberg im Hinblick auf konzeptuelle Entwicklungen im psychotherapeutischen Bereich und auf wissenschaftliche Projekte und Publikationen zu verdeutlichen. Das sind wichtige Aspekte, aber nicht die einzigen. Im Folgenden greife ich nochmals zurück auf die letzten Berufsjahre und versuche, einen weiteren Typus beruflicher Aktivität im universitären Bereich zu beschreiben. Es geht dabei um wissenschaftliche Netzwerke, um deren Entwicklung und Funktion sich Hochschullehrer bemühen müssen. Um das, was in der eigenen Klinik, im eigenen Fach, in den eigenen Gesellschaften aktuell ansteht, entwickelt und organisiert werden soll, muss man sich kümmern und Verantwortung übernehmen.

In meinen Unterlagen habe ich einen Ordner gefunden, der die Protokolle von auswärtigen Sitzungen im Jahr 2000 enthält. Es geht dabei um Arbeitssitzungen, in denen aktuelle Fragen des Fachgebiets zusammen mit den Kolleginnen und Kollegen der anderen Universitäten – häufig in der Zusammenkunft von bestehenden Gremien – bearbeitet wurden:

13. Januar 2000: Sitzung des Beirats der Forschungsstelle für Psychotherapie, Stuttgart. Als Vorsitzender dieses Beirats hatte

ich die Aufgabe, die von der Forschungsstelle vorgelegten wissenschaftlichen Arbeiten dieser landeseigenen Einrichtung im zurückliegenden Jahr zu diskutieren und ihre Zweckmäßigkeit gegenüber dem Ministerium zu bestätigen.

28.–30. Januar 2000: Arbeitssitzung in Zürich, betreffend die gemeinsam mit Heidelberger, Berliner und Schweizerischen Psychotherapeuten realisierte »Praxisstudie analytische Langzeittherapie«. Konkret galt es, eine Lösung zu finden für die sichtbar gewordenen Probleme des Sprachverstehens zwischen deutschen Ratern und schweizerischen Therapeuten.

18.–19. Februar 2000: Konferenz des Wissenschaftlichen Beirats der Deutschen Psychoanalytischen Gesellschaft in Fulda zum Thema Qualitätssicherung (Vortrag Rudolf/Jakobsen). In der Einladung heißt es: »Das Thema soll unter sowohl gesundheits- und berufspolitischen wie unter wissenschaftlichen Gesichtspunkten und aus der Perspektive niedergelassener Psychoanalytiker diskutiert werden«. Man ahnt die schwer überwindbaren Gegensätze der psychoanalytischen Community, die hier zur Sprache kommen mussten.

26. Februar 2000: Sitzung des Wissenschaftlichen Beirats einer kindertherapeutischen Gesellschaft, die in einer neu eröffneten Klinik Fragen der Ergebnisforschung bearbeiten wollte.

5.–9. März 2000: Winterakademie des Graduiertenkollegs »Klinische Emotionsforschung« an den Universitäten Heidelberg und Saarbrücken. In diesem Kooperationsprojekt arbeiteten Psychologinnen und Psychologen sowie psychotherapeutische/psychosomatische Ärztinnen und Ärzte der beiden Fakultäten von zwei Universitäten an Dissertationsprojekten, bei denen jeweils Themen der Emotionalität im Vordergrund standen.

10.–11. März 2000: Jahrestagung der Arbeitsgruppe »Operationale Psychodynamische Diagnostik« in Göttingen. Es handelt sich um frühe Entwicklungsschritte der Arbeitsgruppe OPD.

27. März 2000: Sitzung des Wissenschaftlichen Beirats Psychotherapie der Bundesärztekammer, Köln. Das breite Spektrum der anwesenden Psychotherapie-Gesellschaften macht die Schwierigkeit deutlich, sich auf einen gemeinsamen Wissenschaftsbegriff im Bereich des Psychotherapeutischen zu verständigen.

5.–7. Mai 2000: Frühjahrstreffen der Leitenden Fachvertreter für Psychosomatische Medizin und Psychotherapie in Mainz. Die LeiterInnen und Leiter der entsprechenden Universitätskliniken trafen sich regelmäßig unter dem Vorsitz von S.O. Hoffmann/Mainz, um übergeordnete fachlich-inhaltliche und berufspolitische Fragen zu besprechen und um Lösungen für aktuelle Konflikte an den Universitäten zu suchen.

20.–21. Mai 2000: Geschäftssitzung der Schweizerischen Gesellschaft für Analytische Psychotherapie in Basel. Diskutiert wurde der aktuelle Stand eines gemeinsamen Forschungsprojekts.

9. Juni 2000: 8. Leitlinienkonferenz der AWMF (Arbeitsgemeinschaft wissenschaftlich medizinischer Fachgesellschaften) in Düsseldorf

21.–25. Juni 2000: Teilnahme an der Jahresversammlung der Society for Psychotherapy Research in Chicago; Vortrag Rudolf: »Symptomatic and structural changes in Long-term psychotherapies«. Diese Fachgesellschaft war durch ihre Tagungen in allen Weltgegenden besonders wichtig für den internationalen Erfahrungsaustausch. Mindestens ebenso wichtig war die Begegnung mit den an Forschung interessierten deutschsprachigen Kolleginnen und Kollegen, die in der Fremde oft leichter zusammenfinden als unter den stressigen Arbeitsbedingungen zu Hause.

11. Juli 2000: Treffen der Herausgeber der »Zeitschrift für Psy-

chosomatische Medizin und Psychotherapie« beim Verlag in Göttingen

19. Juli 2000: Vortrag auf Einladung der Psychosomatischen Universitätsklinik Göttingen: »Differentialindikation tiefenpsychologisch fundierter und analytischer Psychotherapie«

22.–24. September 2000: Jahrestagung der DGPPT in Lindau. Vortrag: »Therapeutische Umstrukturierung im analytischen Prozess. Modellbildung und Verlaufsbeobachtung«

28. September 2000: Universität Ulm (Ulmer Werkstatt); Vortrag: »Konflikt und psychische Struktur: Gibt es strukturspezifische Konflikte?«

7. Oktober 2000: Kongress der Deutschen Gesellschaft für Psychotherapeutische Medizin in Dortmund; Vortrag »Persönlichkeitsstörungen und OPD-Befunde«

9. Oktober 2000: Sitzung des Wissenschaftlichen Beirats Psychotherapie der Bundesärztekammer in Köln

2.–5. November 2000: Sigmund-Freud-Institut, Frankfurt. Internationale Tagung: »Wissenschaftliche Traumforschung. Hundert Jahre nach Freud«

14. Dezember 2000: Sitzung des Wissenschaftlichen Beirats der Bundesärztekammer, Köln

Diese am Beispiel eines Jahres beschriebenen Aktivitäten hatten sich im Laufe meiner Heidelberger Tätigkeit allmählich entwickelt und sich zunehmend ausgeweitet. Sie waren arbeitsintensiv und anstrengend, aber durch den Kontakt mit kompetenten und engagierten Kolleginnen und Kollegen und die Bemühungen um gemeinsame Problemlösungen stets auch sehr anregend. Nicht zuletzt erlebte ich in diesen Gremien immer auch etwas wie Selbsterfahrung. Ich kann gut zuhören und war immer interessiert zu erfahren, wie andere »es machen«, wie sie sich einem Problem nähern, wie sie Lösungsvorschläge entwickeln, wie sie für ihren eigenen Vorschlag werben, wie sie Zurückweisungen und auch Kränkungen verkraften, wie sie auch bei begrenzter Zustimmung für ihre eigenen Vorschläge weitermachen und sich immer wieder erneut beteiligen. Ich hatte das Gefühl, in jeder dieser Sitzungen etwas für mich Wichtiges gelernt zu haben und mitnehmen zu können, auch wenn ich zwischendurch angestrengt war, zum Beispiel weil die Diskussionen zum Teil in einer mir fremden Sprache geführt wurde.

So kam es wohl auch, dass wir ein multizentrisches Therapie-Forschungsprojekt noch innerhalb meiner Arbeitszeit realisieren und viele der uns wichtige Fragen beantworten konnten.

Die Weitergabe psychotherapeutischer Erfahrung

Verbeamtete Berufstätige werden, ob es ihnen gefällt oder nicht, mit 65 Jahren berentet. Manche von ihnen fühlen sich von Pflichten befreit und erleichtert, andere aus einer vertrauten Welt ausgeschlossen und sich selbst überlassen. Ich erinnere mich meines Versuchs, weiterhin an interessanten Tagungen teilzunehmen, und an ein dabei zunehmend erlebtes Unbehagen. Als Jüngere hatten wir früher die Anwesenheit und die Wortmeldungen eines Älteren mit Interesse wahrgenommen und doch zuweilen überheblich gelächelt, wenn er das Wort ergriff und in gehobene Sprache, oft auch sehr engagiert für oder gegen etwas Stellung bezog. Unsere Position als Jüngere war zwiespältig: »Da hat er recht«, dachte ich, aber ich zweifelte auch: »Ist seine Sichtweise heute noch für uns von Bedeutung?« Daran musste ich zuweilen denken, wenn ich im fortgeschrittenen Alter Vortragseinladungen annahm.

Zunächst aber freute ich mich über die zahlreichen Einladungen, die ich von Kliniken und Therapie-Instituten erhielt, weil es mir Freude machte, aktuelle therapeutische Themen gemeinsam mit jungen und mit erfahrenen Kolleginnen und Kollegen zu diskutieren und selbst in ihrem Kreis diagnostisch-therapeutische Gespräche mit PatientInnen zu führen.

Das Jahr 2007 bedeutete für mich das Erreichen der Altersgrenze und damit das Ende der universitären Dienstzeit. Für jemanden, der sich darauf eingelassen hat, über viele Jahre hinweg viel Zeit und sehr viel Engagement für die Beantwortung wissenschaftlicher Fragen und für den fachlichen Austausch mit Berufskollegen zu verwenden, ist es schwer vorstellbar, von einem Tag zum anderen damit aufzuhören, ohne am folgenden Tag tot umzufallen. Die Tatsache, dass ich zu diesem Zeitpunkt den Heigl-Preis erhielt und wir aus diesem Anlass eine letzte schöne Veranstaltung in der Klinik hatten, war für mich tröstlich. Die Frage, was ich von nun an tun sollte, beantwortete sich von selbst: das Gleiche wie bisher, aber nun in einem anderen Rahmen – nicht als Vertreter einer Institution oder Forschungsgruppe, sondern als private Person, die sich vor ihrer Berentung viele Jahre hindurch mit Fragen der Psychodiagnostik, Psychodynamik, Psychotherapie, ursprünglich auch Psychoanalyse befasst hatte und die auch weiterhin daran interessiert ist zu erfahren, was andere TherapeutInnen in diesem Kontext beschäftigt, und die weiterhin motiviert ist, sich mit den Weiterentwicklungen im diagnostischen und therapeutischen Handeln zu beschäftigen.

Ein erster Plan war es, den Psychotherapie-Anträge schreibenden TherapeutInnen ein initiales Dokumentations-Instrument anzubieten, mit dessen Hilfe der psychodynamische Fokus der Störung definiert und im Behandlungsverlauf beobachtet werden kann, sodass damit zugleich ein Instrument der therapeutischen Qualitätssicherung zur Verfügung steht. Dieses Projekt, gemeinsam mit Th. Jakobsen und H. Horn geplant, fand Interesse und Zustimmung bei vielen TherapeutInnen. Aber bekanntermaßen ist das Thema der Qualitätssicherung in der Richtlinienpsychotherapie bis heute noch nicht definitiv angepackt und entschieden worden, sodass wir dieses offenbar verfrühte Projekt schließlich aufgaben.

Als ich registrierte, dass sich die Bemühungen um Qualitätssicherung der ambulanten Psychotherapie schwer realisieren lassen, kehrte ich zu einfacheren Ansätzen zurück und begann, Einladungen von psychotherapeutischen Instituten und psychosomatischen Kliniken anzunehmen, in denen ich reichlich Gelegenheit fand, engagierte, aber teilweise noch wenig erfahrene TherapeutInnen in Wochenendseminaren und Vorträgen zu unterrichten. Dabei entwickelte sich mehr und mehr ein Veranstaltungstyp, in dem ein einleitender Vortrag durch ein oder mehrere Seminare mit praktischen Übungen ergänzt wurde.

In meinen Papierbergen habe ich die Unterlagen des Jahres 2007 gefunden, sodass ich sie hier als Beispiel für die Aktivität eines reisenden Rentners anführen kann. Es zeigt sich, dass in jenem Jahr ein spezielles diagnostisch-therapeutisches Thema, das ich kurz zuvor veröffentlicht hatte, ganz im Vordergrund des Interesses der einladenden TherapeutInnen stand: die Strukturbezogene Psychotherapie. 21 von 25 Veranstaltungen des Jahres 2007 galten auf Wunsch der einladenden Kliniken und Institute dem Thema der strukturellen Störungen, ihrer Diagnostik und dem darauf bezogenen therapeutischen Vorgehen, nur viermal wurde ein anderes Thema gewünscht, sodass ich an dieser Stelle auf eine thematische Auflistung der 25 Veranstaltungen jenes Jahres verzichten kann.

In dieser Art von Veranstaltungen lernte ich sehr viel über die unterschiedlichen Klinikstrukturen und deren Gruppendynamik in den Einrichtungen der verschiedenen Kostenträger in unterschiedlichen, oft randständigen Regionen kennen.

Der Eisbrecher in den Klinikveranstaltungen war häufig

meine Bereitschaft, ein unvorbereitetes Gespräch mit einer mir bis dahin unbekannten Patientin vor einer größeren Gruppe von mir ebenfalls fremden Klinikmitarbeitenden und niedergelassenen Therapeuten der Region zu führen, um danach gemeinsam Überlegungen zum psychodynamischen Krankheitsverständnis und zur therapeutischen Zielsetzung zu diskutieren. In diesem für mich ziemlich anstrengenden Setting (lange Anreise zu den ländlich abgelegenen Kliniken; große und heterogene Gruppen von MitarbeiterInnen und eingeladenen niedergelassenen TherapeutInnen der Region) musste zuerst ein vertrauensvoller Kontakt aufgebaut werden, ehe die Anwesenden bereit waren, von eigenen Erfahrungen zu berichten, Fragen zu stellen und schließlich auch ihre persönlichen Überzeugungen oder auch Zweifel sehen zu lassen. Wenn dann aber schließlich eine offene Diskussion zustande kam, war sie immer sehr interessant, indem sie die Vielfalt von persönlichen Sichtweisen und Erfahrungen im Umgang mit schwierigen diagnostischen und therapeutischen Situationen deutlich werden ließ.

Dabei konnte ich registrieren, dass jede dieser klinischen Einrichtungen ihren ganz eigenen Stil des Umgangs mit Patienten und des kollegialen Umgangs miteinander hatte, wobei die leitenden Ärzte oder Psychologen und die Stationsschwestern eine wichtige, gleichsam elterliche Rolle spielten. Der von außen kommende Gastreferent steht erst einmal als Einzelner einer großen Gruppe gegenüber und soll zeigen, »wie man es macht«, wie man zum Beispiel mit einer sehr belasteten Patientin ins Gespräch kommt und sie dafür gewinnt, von ihrer aktuellen Problematik auf dem Hintergrund ihrer Sozialgeschichte zu berichten, und wie man mit ihr gemeinsam einen therapeutischen Plan entwickelt.

Oft habe ich in Gedanken meine Erfahrungen mit Großstadt-Patienten in Berlin einerseits und den familiären Katastrophen der PatientInnen in den ländlich einsamen Regionen andererseits verglichen und dabei den Eindruck gewonnen, dass die Letztgenannten häufig noch stärker und von klein auf einer sozialen oder familiären Hölle ausgeliefert waren, ehe sie sich in eine Klinik retten konnten.

Kliniken sind immer wieder interessante und sehr unterschiedliche soziale Strukturen, deren Atmosphäre man vom ersten Moment an spürt, aber erst nach und nach im Blick auf vorherrschende Wertvorstellungen und Beziehungsstile zu verstehen beginnt. Dann wird allmählich deutlicher, welche Erwartungen von außen, insbesondere von dem Kostenträger an die Einrichtung und seine Leiter herangetragen wird. Vor diesem Hintergrund muss der eingeladene Referent sein mitgebrachtes Thema auf die Gegebenheiten der Institution ausrichten. Nach meiner Erfahrung sollte er in seiner Rolle eines eingeladenen Gastes darauf verzichten, spürbare Gruppenkonflikte oder strukturelle Defizite des jeweiligen Systems anzusprechen und sich eher wertschätzend und unterstützend verhalten.

So habe ich rückblickend in der Begegnung mit zahlreichen Klinikteams den Eindruck gewonnen, dass jede dieser Einrichtungen eine individuelle Atmosphäre und einen ganz eigenen Stil pflegte, der häufig durch ein therapeutisches Konzept, manchmal auch durch eine ethisch-religiöse Wertvorstellung begründet war – sofern nicht das pekuniäre Interesse des Klinikbetreibers im Vordergrund stand. Besonders beeindruckt war ich häufig von der Persönlichkeit des jeweiligen Klinikleiters und seinem großen persönlichen Einsatz, mit dem er seine Institution durch eine stürmisch bewegte See von ökonomischen und lokalpolitischen Vorgaben steuerte, sich für seine Patienten engagierte und sich um die Nöte seiner MitarbeiterInnen kümmerte. Freilich erfuhr ich manchmal auch später, dass wieder eine solche Einrichtung untergegangen oder von finanzstarken Betreibern übernommen worden war.

Projekte der späten Jahre

Für jemanden, der sich sein Erwachsenenleben hindurch mit Themen seines Arbeitsgebiets auch schreibend beschäftigt hat, ist es schwer, damit aufzuhören, nur weil er nun berentet ist. Ich beendete schließlich das ständige Reisen und Vorträgehalten und beteiligte mich mit dem Angebot von Seminaren und Supervisionen an der Fortbildung der regionalen Therapeuten. Zeitgleich entstanden auch nach Beginn des Ruhestandes einige weitere Schriften:

- Rudolf G (2015). Wie Menschen sind. Eine Anthropologie aus psychotherapeutischer Sicht. (Dies ist im Blick auf Inhalt und Aufmachung mein Lieblingsbuch, das mit eigenen Fotos illustriert ist, es fand eine sehr freundliche Aufnahme bei der Leserschaft und positive Rezensionen in zahlreichen Zeitschriften.)
- Rudolf G (2016). Psychotherapeutische Identität. (Ein wirklich sehr kleines Büchlein, das versucht, das Thema der sehr spezifischen Identität einer Therapeutin/eines Therapeuten kompakt darzustellen.)
- Rudolf G, Rüger U (2016). Psychotherapie in sozialer Verantwortung. Annemarie Dührssen und die Entwicklung der Psychotherapie. (Hier haben die Herausgeber aus Anlass des 100. Geburtstags ihrer Lehrerin 12 Beiträge gesammelt.)
- Rudolf G (2020). Strukturbezogene Psychotherapie. Leitfaden zur psychodynamischen Therapie struktureller Störungen. Unter Mitarbeit von L. Hauten und J. Ehrenthal. (Die beiden hinzugewonnenen, sehr kompetenten Mitarbeiter bereichern diese 4. Auflage des bewährten Buches durch die verstärkte Berücksichtigung der empirischen Grundlagen des Strukturverständnisses [Ehrenthal] und durch die Einbeziehung von praktisch-psychotherapeutischen Erfahrungen [Hauten].)

- Rudolf G (2023). Dimensionen psychotherapeutischen Handelns. Menschen in Therapie und Philosophie. (Nochmals ein kleines Büchlein, das den Versuch macht, Fragen des Psychotherapeutischen mit Antworten von Philosophen zu verknüpfen. In diesem Text taucht erstmals meine altersjüngere Kommentatorin Anne auf, die uns auch im vorliegenden Text begleitet hat.)

Anne meldet sich zu Wort: »Lieber G., das ist ja ein deutlicher Wechsel des Mitteilungsstils. Abschließend alle Aufmerksamkeit den wissenschaftlichen und berufspolitischen Fakten, die der Autor unverdrossen anhäuft, ordnet und unter die Leute bringt, aber kaum noch Aussagen über seine Person, um die wir uns in lebensgeschichtlich früheren Abschnitten früher Sorgen machen mussten. Mein Eindruck ist, wenn ich das noch anfügen darf, der eines deutlichen Wandels seiner Persönlichkeit. Fleißig wirkte er immer schon, aber nun, mit zunehmendem Alter, denkt und handelt er offenbar weitgehend sachbezogen. So gibt es aktuell keinen Grund, sich um ihn Sorgen zu machen – zumal das Gerücht kolportiert wurde, er habe im hohen Alter nochmals geheiratet, vielleicht war es das, was ihn emotional stabilisiert und anhaltend arbeitsfähig gemacht hat.
Herzlich, Deine Anne.«

Eine Zeitenwende: Corona und die Folgen

Die meisten Themen, die bis jetzt angesprochen wurden, betreffen einen breiten Themenkomplex: das diagnostische und psychotherapeutische Handeln und die Weiterentwicklung psychodynamischer Konzepte, die dem Handeln zugrunde liegen.

Auf der biographischen Ebene wurde die persönliche und berufliche Entwicklungsgeschichte eines Therapeuten geschildert. Das Letztere ist natürlich heikel und dem Autor nur unter der Voraussetzung möglich, dass, wie es eingangs heißt, sein Lebensfaden schon weitgehend abgespult ist, sodass er sich das Versteckspielen ersparen kann.

Inzwischen sind wir freilich in sehr speziellen Zeiten angekommen, die durch eine merkwürdige Epidemie gekennzeichnet wurde. Das Corona-Virus, das bis dahin niemand kannte, befiel Erwachsene, Kinder und Alte gleichermaßen, ließ manche der Erkrankten sterben, während andere nur durch Laborbefunde erfuhren, dass sie auch sie infiziert waren. Massiv beeinflusst wurde das Zusammenleben und Zusammenarbeiten: Schulen und Kindergärten wurden geschlossen, Kinder und Jugendliche mussten auf den Kontakt zu ihren Freunden und Freundinnen verzichten, Erwachsene gingen dazu über, ihre Arbeit zu Hause am PC zu verrichten. Große Kaufhäuser verloren zuerst ihre Kunden und dann auch viele ihrer MitarbeiterInnen, Ähnliches erlebten kleine Läden, Gaststätten oder Cafés. Bei Fahrten in öffentlichen Verkehrsmitteln wurde auf Mundschutz und Abstand geachtet. So erlebte man lange Bahnfahrten in einer merkwürdig gebremsten und kontaktarmen Atmosphäre.

Als der Höhepunkt dieser Entwicklung vorüber war, bemerkte man, dass sich etwas verändert hatte und dass manches unwiederbringlich dahin war: Kleine Läden hatten geschlossen und wurden nicht wieder eröffnet; große Geschäfte, die früher mit Sonderangeboten kaufwillige Kunden anlocken konnten, blieben merkwürdig leer oder wurden inzwischen auch geschlossen. Theater- oder Musikangebote taten sich schwer, ihre BesucherInnen zurückzugewinnen, es schien, als hätten diese das Interesse an dem früheren Angebot verloren. In vielen Restaurants wurde auf Abstand geachtet, was auch hier die Stimmung auf merkwürdige Weise dämpfte. Nicht selten hatten die Gäste den Eindruck, das Essen sei zwar teurer geworden, aber zugleich auch weniger schmackhaft, so als sei die Küche der Restaurants nur notfallmäßig mit Aushilfspersonal ausgestattet.

Die Tatsache, dass jeder Besitzer eines Handys jederzeit auf einer speziellen App nachschauen konnte, ob er Corona-infiziert war, gab oft Anlass zur Besorgnis, da dort immer wieder auch der Verdacht der Infektion nach erfolgten Risiko-Begegnungen geäußert wurde. Meist wurde der Verdacht nach etwa zwei Wochen aus dem Handy-Programm genommen, blieb aber im Kopf seiner Besitzer hängen. Corona war auch fortan als diffus beunruhigendes Thema in der Gesellschaft allgegenwärtig, sei es in akzeptierter oder verleugneter Form. Auch als die offiziellen Einschränkungen aufgehoben wurden, blieb ein merkwürdiges Unbehagen. Es lässt sich nicht gut unterscheiden, was in diesem Geschehen Ursache und was Folgeerscheinung ist.

Ein Gang durch die Stadt zeigt zunehmend leerstehende Geschäfte. In Hotels und Restaurants begegnet man kaum noch einheimischen MitarbeiterInnen. Anlässlich eines Kongresses versuchten wir in einem Großstadt-Hotel der gehobenen Kategorie abends vergeblich bei zwei dunkelhäutigen, sehr jungen, freundlichen und gebrochen Englisch sprechenden Bedienungen des Restaurants ein Abendessen und ein Glas Rotwein zu bestellen. Schließlich waren wir froh, als uns nach langem Warten ein Glas Weißwein und ein kleiner Salat gebracht wurde, ehe ein strenger, Spanisch sprechender Hotelportier uns erklärte, wir möchten jetzt bitte gehen, es müsse nun für das morgige Frühstück eingedeckt werden. Am Rande bemerkt: In der folgenden Nacht gab es in dem edlen Hotel einen Feueralarm, der alle Gäste aus ihren Betten und auch uns aus dem neunten Stock die vielen Treppen hinuntertrieb, ehe der offenbar falsche Alarm ohne eine Erklärung oder Entschuldigung aufgehoben wurde und wir mit unseren Übungen des Wiedereinschlafens beginnen konnten. Wie viel von alledem dem allgemeinen sozialen Wandel oder speziell den Einflüssen der Post-Corona-Epoche zugeschrieben werden darf, muss fürs Erste offenbleiben. Die Welt verändert sich ohnehin stetig und wir müssen uns mit ihr verändern, das formulierten schon die alten Römer. Aber es ist doch schwer, erlebte Veränderungen einfach hinzunehmen, ohne dafür wirklich plausible Erklärungen zu finden.

Dass eine bisher unbekannte Erkrankung sich weltweit manifestierte, massiv auf die Lebens- und Arbeitsbedingungen der Menschen einwirkte und auch viele Opfer forderte, wirkt offenbar nach. Das gesellschaftliche System ist nach Abklingen des Corona-Schocks nicht wieder in seinen früheren Aktivitätszustand zurückgekehrt. Ein FAZ-Autor spricht diesbezüglich von »Hysterese«: Die Arbeitszeit je beschäftigter Person und ihre Produktivität sind messbar gesunken, der Krankenstand ist weiterhin erhöht (C. Siedenbiedel, FAZ, Nr. 141, S. 23, 21. Juni 2023).

Was meine nun schon sehr lange laufenden Supervisionen betrifft, bin ich zuletzt der Einfachheit halber bei der Corona-bedingten Variante des telefonischen Gesprächs geblieben, die den Kolleginnen und Kollegen das Hin- und Herfahren zum Institut erspart und zugleich gut zu funktionieren scheint. Als gelernter Analytiker ist man es ohnehin gewohnt, auf die Stimme und die vermittelte Stimmung zu achten und sich das Szenische des geschilderten Geschehens innerlich vorzustellen. Freilich bin ich nun aus Altergründen im Begriff, auch diese berufliche Tätigkeit endgültig einzustellen, da sich mein Lebensfaden schon ziemlich abgegriffen anfühlt.

Zum Ausgleich habe ich kürzlich erstmals gewagt – als stiller Teilnehmer in der letzten Reihe eines Hörsaals sitzend –, an der Tagung einer mir bis dahin fremden Fachgesellschaft teilzunehmen. Nachdem ich das anfängliche Fremdeln überwunden hatte und mich auf die Präsentationen konzentrieren konnte, habe ich manches Interessante erfahren und darüber hinaus nette, gelegentlich auch merkwürdige Menschen kennengelernt. Geblieben ist mir auch ein Rest von Verwunderung darüber, wie in einem anderen Fachgebiet über Patienten, Krankheiten, Diagnostik und Therapieziele gedacht wird. Die Welt des Klinischen und erst recht die des Therapeutischen ist sehr bunt, und es scheint, dass Corona sie noch etwas farbiger werden ließ, ohne dass wir schon in der Lage wären, diese Eindrücke plausibel erklären zu können. Wir beruhigen uns mit der Vorstellung, dass viele kluge, junge und alte Menschen in vielen Ländern dabei sind, Zusammenhänge und Hintergründe des Psychischen und des Therapeutischen im Kontext der Corona-Erfahrung zu erforschen, sodass wir vielleicht bald einmal auch dieses Geschehen besser verstehen und es irgendwann auch therapeutisch wirkungsvoll beantworten können. Bis dahin müssen wir tun, was wir schon immer getan haben: die immer wieder neu auftauchenden und die beunruhigenden Veränderungen unserer Lebenswelt zur Kenntnis nehmen, ohne uns aus der Fassung bringen zu lassen.

Literatur

Balint, M (1959). Angstlust und Regression. Beitrag zur psychologischen Typenlehre. Stuttgart: Klett.

Balint, M (1966). Die Urformen der Liebe und die Technik der Psychoanalyse. Stuttgart: Klett.

Balint, M (1970). Therapeutische Aspekte der Regression. Die Theorie der Grundstörung. Stuttgart: Klett.

Bateman, AW, Fonagy, P (2004). Mentalization-based treatment of BPD. J Person Disord; 18(1): 36–51.

Becks-Malorny, U (2016). Die Maske, der Tod und das Meer. Köln: Taschen.

Dührssen, A (1972). Analytische Psychotherapie in Theorie, Praxis und Ergebnissen. Göttingen: Vandenhoeck & Ruprecht.

Eife, G (2005). Die strukturbezogene Therapie nach Gerd Rudolf und die Individualpsychologie Alfred Adlers. Alfred Adler Institut für Individualpsychologie e. V. München.

Herpertz, S, Rudolf, G, Lieb, K (2017). Borderline-Persönlichkeitsstörungen. In: Herpertz, S, Caspar, F, Lieb, K (Hrsg). Psychotherapie. Funktions- und störungsorientiertes Vorgehen. München: Elsevier; 373–394.

Mühlenweg, F (1950a). Großer Tiger und Kompaß-Berg. Freiburg: Herder.

Mühlenweg, F (1950b). Null Uhr fünf in Urumtschi. Freiburg: Herder.

Rudolf, G (1977). Krankheiten im Grenzbereich von Neurose und Psychose. Göttingen: Vandenhoeck & Ruprecht. (Neuauflage mit ergänzenden Ausführungen zum Begriff der Intentionalität 1987)

Rudolf, G (1981). Untersuchungen und Befund bei Neurosen und psychosomatischen Erkrankungen. Materialien zum »Psychischen und Sozialkommunikativen Befund (PSKB). Unter Mitarbeit von G. Horstkotte. Weinheim: Beltz.

Rudolf, G (1982). Psychotherapie der Borderline-Persönlichkeit. In: Helmchen, H, Linden, M, Rüger, U (Hrsg). Psychotherapie in der Psychiatrie. Berlin, New York: Springer; 250–255.

Rudolf, G, Stille, D (1982). Die Einschätzung von Neurosenbefunden und Behandlungsaussichten bei 615 ambulanten Psychotherapie-Patienten. Z Psychosom Med; 29: 139–149.

Rudolf, G (1984). Die Bedeutung der Angst bei neurotischen und psychosomatischen Krankheitsbildern. In: Rüger U (Hrsg). Neurotische und reale Angst. Göttingen: Vandenhoeck & Ruprecht; 136–149.
Rudolf, G, Stille, D (1984). Der Einfluss von Krankheitsbild und Krankheitsverhalten auf die Indikationsentscheidung in der Psychotherapie. Prax Psychother Psychosom; 29: 115–128.
Rudolf, G, Stille, D (1984). Wege der klinischen Urteilsbildung: Die Einschätzung der Neurosenschwere und Behandlungschancen durch unterschiedliche Therapeutenpersönlichkeiten. In: Czogalik, E, Ehlers, W, Teufel, R (Hrsg). Perspektiven der Psychotherapieforschung: Einzelfall, Gruppe, Institution. Freiburg: Hochschulverlag; 228–241.
Rudolf, G, Rüger, U, Studt, HH (1987). Psychoanalyse der Gegenwart. Eine kritische Bestandsaufnahme 75 Jahre nach der Gründung der Deutschen Psychoanalytischen Gesellschaft. Göttingen: Vandenhoeck & Ruprecht.
Rudolf, G, Rüger, U (1988). Die Psychoanalyse Schulz-Henckes. Stuttgart: Thieme.
Rudolf, G (1991). Die therapeutische Arbeitsbeziehung. Untersuchungen zum Zustandekommen, Verlauf und Ergebnis analytischer Psychotherapien. Unter Mitarbeit von T. Grande und U. Porsch. Berlin, Heidelberg: Springer.
Rudolf, G und die Mitarbeiter der Psychosomatischen Klinik (1993). Psychotherapeutische Medizin. Ein einführendes Lehrbuch auf psychodynamischer Grundlage. Stuttgart: Enke. (2. Aufl.: 1995; 3. Aufl.: 1996; 4., überarb. Aufl.: Thieme 2005; 5. Aufl.: 2005; 6., neu bearb. Aufl.: 2008; 7., überarb. Aufl.: 2013; 8. Aufl.: 2017)
Rudolf, G, Rüger, U (1995). Registerband 1954–1994 der Zeitschrift für Psychosomatische Medizin und Psychoanalyse. Göttingen: Vandenhoeck & Ruprecht.
Rudolf, G (1996). Operationalisierte Psychodynamische Diagnostik (OPD). Die Einschätzung des Strukturniveaus. In: Buchheim, P, Cierpka, M, Seifert, T (Hrsg). Lindauer Texte. Heidelberg: Springer; 275–292.
Rudolf, G, Henningsen, P (Hrsg) (1998). Somatoforme Störungen. Theoretisches Verständnis und therapeutische Praxis. Stuttgart: Schattauer.
Rudolf, G, Grande, T, Henningsen, P (2002). Die Struktur der Persönlichkeit. Vom theoretischen Verständnis zur therapeutischen Anwendung des psychodynamischen Strukturkonzepts. Stuttgart: Schattauer. (Nachdruck 2008)

Rudolf, G (2004). Strukturbezogene Psychotherapie. Leitfaden zur Psychodynamischen Therapie struktureller Störungen. Stuttgart: Schattauer. (2. Aufl.: 2006; 3. Aufl.: 2013; 4., akt. Aufl.: 2020)

Rudolf, G (2015). Wie Menschen sind. Eine Anthropologie aus psychotherapeutischer Sicht. Stuttgart: Schattauer.

Rudolf, G (2016). Psychotherapeutische Identität. Göttingen: Vandenhoeck & Ruprecht.

Rudolf, G, Rüger, U (2016). Psychotherapie in sozialer Verantwortung. A. Dührssen und die Entwicklung der Psychotherapie. Stuttgart: Schattauer.

Rudolf, G, Henningsen, P (Hrsg) (2017). Psychotherapeutische Medizin und Psychosomatik. 8. Aufl. Stuttgart: Thieme.

Rudolf, G (2020). Strukturbezogene Psychotherapie. Leitfaden zur psychodynamischen Therapie struktureller Störungen. 4. Aufl. Stuttgart: Schattauer.

Rudolf, G (2022). James Ensor: Der Künstler als Subjekt in der Gesellschaft seiner Epoche. In: von Spreti F, Bertram W, Fuchs T (Hrsg). Kunsttherapie kompakt. Stuttgart: Schattauer; 362–369.

Rudolf, G (2023). Dimensionen psychotherapeutischen Handelns. Menschsein in Therapie und Philosophie. Stuttgart: Schattauer.

Young-Bruehl E, Dunbar, C (2009). One hundred years of Psychoanalysis. A Timeline: 1900–2000. Toronto: Caversham Productions.

Weiterführende Literatur

Grande, T, Porsch, U, Rudolf, G (1987). Die biographische Anamnese als Ergebnis der Therapeut-Patient-Interaktion und der Einfluss auf Prognose und Indikationsentscheidung. In: Lamprecht, F (Hrsg). Spezialisierung und Indikation in Psychosomatik und Psychotherapie. Berlin, Heidelberg: Springer; 221–223.

Grande, T, Rudolf, G, Oberbracht, C (1997). Die Praxisstudie Analytische Langzeittherapie. Ein Projekt zur prospektiven Untersuchung struktureller Veränderungen in Psychoanalysen. In: Leutzinger-Bohleber, M, Stuhr, U (Hrsg). Psychoanalysen im Rückblick. Gießen: Psychosozial-Verlag; 415–431.

Herpertz, S, Lieb, K (2017). Borderline-Persönlichkeitsstörung. In: Herpertz, S, Caspar, F, Lieb, K (Hrsg). Psychotherapie. Funktions- und störungsorientiertes Vorgehen. München: Elsevier; 373–94.

Pauli-Magnus, C (2003). Progressive Changes in Patients Lifes after Psychotherapy: Which Treatment Effects support them? Psychother Res; 13: 1; 43–58.

Porsch, U, Grande, T, Rudolf, G (1987). Die Person des Therapeuten als Einflußgröße bei der Befunddokumentation Psychotherapie suchender Patienten. In: Lamprecht, F (Hrsg). Spezialisierung und Integration in Psychosomatik und Psychotherapie. Berlin, Heidelberg: Springer; 238–242.

Porsch, U, Rudolf, G, Grande, T (1988). Formen der therapeutischen Arbeitsbeziehung. Z Psychosom Med; 34: 56–75.

Rudolf, G (1979). Intentionalität: Die Geschichte des Begriffs und seine heutige Bedeutung für das Verständnis kommunikativer Vorgänge. Z Psychother Med Psychol; 29: 39–45.

Rudolf, G (1980). Wie messen sich Krankheit und Gesundheit in einem standardisierten Befund? Ergebnisse einer katamnestischen Untersuchung nach Dynamischer Psychotherapie. Prax Psychother Psychosom; 25: 153–162.

Rudolf, G, Porsch, U (1986). Neurotische Interaktionsmuster. Die Bildung von Befundskalen aus dem PSKB. Z Psychosom Med; 32: 117–139.

Rudolf, G, Stille, D (1986). Wege der klinischen Urteilsbildung. Die Einschätzung von Neurosenstrukturen und Behandlungschancen durch

unterschiedliche Therapeutenpersönlichkeiten. In: Czogalik, D, Ehlers, W, Teufel, R (Hrsg). Perspektiven der Psychotherapieforschung: Einzelfall-Gruppe-Institution. Freiburg: Hochschulverlag; 228–241.
Rudolf, G, Grande, T, Porsch, U (1987). Indikationsstellung und therapeutische Interaktion bei dynamischer Psychotherapie und analytischer Standardbehandlung. Z Psychosom Med; 33: 221–237.
Rudolf, G, Grande, T, Porsch, U (1988). Die Berliner Psychotherapiestudie. Indikationsentscheidung und Therapierealisierung in unterschiedlichen psychotherapeutischen Praxisfeldern. Z Psychosom Med; 34: 2–18.
Rudolf, G (1995). Diagnostik struktureller Störungen. In: Schneider, G, Seidler, GH (Hrsg). Internalisierung und Strukturbildung in Psychoanalyse und Psychotherapie. Opladen: Westdeutscher Verlag; 313–328.
Rudolf, G (1995). Der Beitrag der Psychosomatik zur Theorie und Praxis der Medizin. In: Bauer, A (Hrsg). Theorie und Praxis der Medizin. Leipzig: Johann Ambrosius Barth; 112–126.
Rudolf, G, Buchheim, P, Ehlers, W, Küchenhoff, J et al. (1995). Struktur und strukturelle Störung. Z Psychosom Med; 41: 197–212.
Rudolf, G, Grande, T, Oberbracht, C (1996). Erste empirische Untersuchungen zu einem neuen diagnostischen System: Die Operationalisierte Psychodynamische Diagnostik (OPD). Z Psychosom Med Psychoanal; 42: 343–357.
Rudolf, G (1998). Der Prozess der depressiven Somatisierung. In: Rudolf, G, Henningsen, P (Hrsg). Somatoforme Störungen. Theoretisches Verständnis und therapeutische Praxis. Stuttgart: Schattauer; 171–184.
Rudolf, G, Oberbracht, C, Grande, T (1998). Die Struktur-Checkliste. Ein anwenderfreundliches Hilfsmittel für die Strukturdiagnostik nach OPD. In: Schauenburg, H, Buchheim, P, Cierpka, M, Freyberger, HJ (Hrsg). OPD in der Praxis. Konzepte, Anwendungen, Ergebnisse der Operationalisierten Psychodynamischen Diagnostik. Bern: Huber; 167–181.
Rudolf, G (1999). Persönlichkeitsstörung und Persönlichkeitsstruktur. PTT Persönlichkeitsstörungen. Theorie und Therapie: 41–48.
Rudolf, G (2000). Analytische Psychotherapie. In: Reimer, C, Rüger, U (Hrsg). Psychodynamische Psychotherapien. Lehrbuch der tiefenpsychologisch fundierten Psychotherapieverfahren. 3. Aufl.; 39–49.
Rudolf, G, Grande, T, Oberbracht, C (2000). Die Heidelberger Umstrukturierungsskala. Ein Modell der Veränderung in psychoanalytischen Therapien und seine Operationalisierung in einer Schätzskala. Psychotherapeut; 45; 237–246.

Rudolf, G (2001). Wie können strukturelle Veränderungen in analytischen Langzeittherapien empirisch erfasst werden? In: Bohleber, W, Drews, S (Hrsg). Die Gegenwart der Psychoanalyse – die Psychoanalyse der Gegenwart. Stuttgart: Klett-Cotta; 546–566.

Rudolf, G (2002). Struktur als psychodynamisches Konzept der Persönlichkeit. In: Rudolf, G, Grande, T, Henningsen, P (Hrsg). Die Struktur der Persönlichkeit. Vom theoretischen Verständnis zur therapeutischen Anwendung des psychodynamischen Strukturkonzepts. Stuttgart: Schattauer; 1–44. (Nachdruck 2008)

Rudolf, G (2002). Konfliktaufdeckende und strukturfördernde Zielsetzungen in der tiefenpsychologisch fundierte Psychotherapie Z Psychosom Med Psychother; 48; 163–173.

Rudolf, G (2002). Strukturbezogene Psychotherapie. In: Rudolf, G, Grande, T, Henningsen, P (Hrsg). Die Struktur der Persönlichkeit. Vom theoretischen Verständnis zur therapeutischen Anwendung des psychodynamischen Strukturkonzepts. Stuttgart: Schattauer: 249–271. (Nachdruck 2008)

Rudolf, G (2002). Gibt es nachweisbare Einflüsse der Geschlechtszugehörigkeit in der Psychotherapie? In: Schweizer Charta für Psychotherapie: Mann oder Frau? Wie bestimmend ist das Geschlecht in der psychotherapeutischen Interaktion? Tübingen: edition discord; 75–96.

Rudolf, G, Grande, T (2002). Struktur der gesunden Persönlichkeit. Persönlichkeitsstörungen; 6: 174–184.

Rudolf, G, Grande, T, Dilg, R, Jakobsen, T, Keller, W et al. (2002). Structural changes in psychoanalytic therapies. The Heidelberg-Berlin-Study on longterm psychoanalytic therapies. In: Leuzinger-Bohleber, M, Target, M (eds). Outcomes of Psychoanlytic Treatment. London and Philadelphia: Whurr Publishers; 201–222.

Rudolf, G (2004). Individuelle und soziokulturelle Einflüsse auf die Entwicklung somatoformer Schmerzstörungen. In: Sandweg, R (Hrsg). Chronischer Schmerz und Zivilisation. Organstörungen, psychische Prozesse und gesellschaftliche Bedingtheiten. Göttingen: Vandenhoeck & Ruprecht; 85–104.

Rudolf, G, Grande, T, Jakobsen, T (2004). Struktur und Konflikt: gibt es strukturspezifische Konflikte? In: Dahlbender, RW, Buchheim, P, Schüssler, G (Hrsg). OPD. Lernen an der Praxis. OPD und Qualitätssicherung in der Psychodynamischen Psychotherapie. Bern: Huber; 195–205.

Rudolf, G, Jakobsen, T, Micka, R, Schumann, E (2004). Strukturbezogene Ergebnisse psychodynamisch-stationärer Psychotherapie. Z Psychosom Med; 50; 35–50.

Rudolf, G, Grande, T, Jakobsen, T, Krawietz, B, Langer, M, Oberbracht, C (2004). Effektivität und Effizienz psychoanalytischer Langzeittherapie. In: Gerlach A, Schlösser A-M, Springer A (Hrsg). Psychoanalyse des Glaubens. Gießen: Psychosozial-Verlag; 515–528.

Rudolf, G (2005). Modelle vom Menschen in der Medizin: Der Beitrag der Psychotherapie. Verhaltenstherapie und Psychosoziale Praxis. Mitteilungen der DGVT 37; 1: 152–160.

Rudolf, G (2005). Psychoanalyse und Forschung: Unüberwindliche Gegensätze? In: Poschechnik, G (Hrsg). Empirische Forschung in der Psychoanalyse. Gießen: Psychosozial- Verlag; 63–76.

Rudolf, G (2006). Psychoanalytische Therapie struktureller Störungen. Behandlungen »as usual« oder strukturspezifische Modifikation. In: Springer, A, Gerlach, A, Schlösser, AM (Hrsg). Störung der Persönlichkeit. Gießen: Psychosozial-Verlag; 97–116.

Rudolf, G (2006). Empirische Annäherung an einen unmöglichen Gegenstand. In: Mattanza, G, Meier, I, Schlegel, M (Hrsg). Seele und Forschung. Ein Brückenschlag in der Psychotherapie. Basel: Karger; 13–25.

Rudolf, G (2007). Von der OPD-gestützten Persönlichkeitsdiagnostik zur Strukturbezogenen Psychotherapie. In: Lang, H, Faller, H, Schowalter, M (Hrsg). Struktur, Persönlichkeit, Persönlichkeitsstörung. Würzburg: Königshausen und Neumann; 227–238.

Rudolf, G (2007). Die Indikationsstellung zur strukturbezogenen Psychotherapie. Psychodynamische Psychotherapie; 6: 71–77.

Rudolf, G (2007). Strukturbezogene Psychotherapie der Borderline-Persönlichkeitsstörung. In: Dammann, G, Janssen, P (Hrsg). Psychotherapie der Borderline-Störung. 2., überarb. Aufl. Stuttgart: Thieme; 89–98.

Rudolf, G, Staehle, A, Weiß, H (2007). Psychoanalyse bei schweren Persönlichkeitsstörungen. In: Springer, A, Münch, K, Munz, D (Hrsg). Psychoanalyse heute. Gießen: Psychosozial-Verlag; 369–398.

Rudolf, G (2008). Der Traum vom vollkommenen Menschen. Frankenstein – Schizotype Störung. In: Doering, S, Möller, H (Hrsg). Frankenstein und Belle de Jour. 30 Filmcharaktere und ihre psychischen Störungen. Berlin, Heidelberg: Springer; 87–98.

Rudolf, G (2009). Psychotherapie der Persönlichkeitsstörungen in der tiefenpsychologischen und analytischen Richtlinienpsychotherapie. Persönlichkeitsstörungen; 13: 3–14.

Rudolf, G (2012). Diagnostik struktureller Störungen. In: Schneider, G, Seidler, H (Hrsg). Internalisierung und Strukturbildung. Gießen: Psychosozial-Verlag; 313–329.

Rudolf, G (2012). Persönlichkeitsstörungen. In: Reimer, C, Rüger, U (Hrsg). Psychodynamische Psychotherapien. 3. Aufl. Heidelberg: Springer; 329–340.

Rudolf, G, Rüger, U (2012). Psychodynamische Therapieverfahren: Welche nicht-psychodynamischen Ansätze lassen sich integrieren? In: Reimer, C, Rüger, U (Hrsg). Psychodynamische Psychotherapien. 3. Aufl. Heidelberg: Springer; 25–34.

Rudolf, G, Jacobsen, T, Keller, W, Krawietz, B, Langer, M et al. (2012). Umstrukturierung als Ergebnisparadigma der psychodynamischen Psychotherapie. Ergebnisse aus der Praxisstudie Analytische Langzeittherapie. Z Psychosom Med Psychother; 58: 55–66.

Rudolf, G (2017). Psicotherapia orientada a la estructura psiquica. Traduccion Alvero E. Romero Pimienta. Mexico: hemisferio izquierdo.

Rudolf, G (2017). Strukturbezogene Psychotherapie. Verhaltenstherapie und Verhaltensmedizin; 38: 372–389.

Rudolf, G (2018). Vom »Ich« zum »Selbst«. Psychotherapeutische Aspekte der Identität. In: Kick, HA (Hrsg). Identitätssuche in einer sich wandelnden Welt. Wozu Identität? Münster, Berlin: Lit-Verlag; 103–114.

Rudolf, G (2018). Das Subjekt in Zeiten der Vernetzung: selbstreflexiv oder fremdgesteuert. In: Fuchs, T et al. (Hrsg). Das überforderte Subjekt. Frankfurt a. M.: Suhrkamp; 291–309.

Rudolf, G (2019). Psychodynamisch denken – tiefenpsychologisch handeln. Praxis der tiefenpsychologisch fundierten Psychotherapie. Mit einem Geleitwort von L. Hauten. Stuttgart: Schattauer.

Rudolf, G (2019). Seelische Funktionen und ethisches Verhalten. Über strukturelle Störungen und ihre Behandlung. Existenzanalyse; 2: 41–47.

Rudolf, G (2019). Psychoanalytische Denkweisen dürfen sich weiterentwickeln. Z f Individualpsychologie; 44: 44–50.

Rudolf, G (2021). Alterspsychotherapie: Rousseau als Patient. In: Schrader, C, Sellschopp, A, Riehl-Emde, A (Hrsg). Corona jenseits der Couch. Psychotherapie im Alter; 3: 315–328.

Rudolf, G (2021). Struktur und Persönlichkeit. In: Strauss, B, Galliker, M, Linden, M (Hrsg). Ideengeschichte der Psychotherapieverfahren. Theorien, Konzepte, Methoden. Stuttgart: Kohlhammer; 157–163.

Seiffge-Krenke, I (2012). Therapieziel Identität. Veränderte Beziehungen, Krankheitsbilder und Therapie. Stuttgart: Klett-Cotta.

Stasch, M, Grande, T, Janssen, P, Oberbracht, C, Rudolf, G (2014). OPD-2 im Antrag. Psychodynamische Diagnostik und Fallformulierung. Bern: Huber.

Stille, M (1983). Patienten brechen analytische Behandlungen ab. Z Psychosom Med; 29: 350–366.

Wilke, S, Grande, T, Rudolf, G, Porsch, U (1988). Wie entwickeln sich Patienten im Anschluss an eine stationäre Psychotherapie? Z Psychosom Med; 34: 107–124.